JN445198

입문하는 학생이나 간호사, 관심 있는 의료진을 대상으로

쉽게 풀어쓴 수분과 전해질

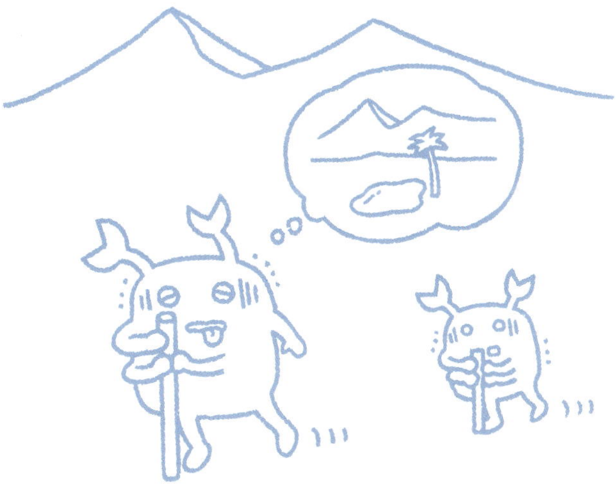

김진국 옮김
Tasuku Nagasawa 지음

도서출판 대한의학

역자 서문

『행복한 걷기예찬』을 발간한 것이 인연이 되어 알게 된 도서출판 대한의학 김호암 담당자분께서 어느 날 외래를 방문하셨습니다. 전해질에 대한 전문역서의 감수가 가능할지 문의하러 오셨던 것이죠. 솔직히 영어도 아닌 일본 전문서적을 감수하는 것이라 선뜻 수락하기가 망설여졌고, 원서 내용이 전해질이다 보니 잠시 고민하기도 했습니다.

우선은 번역된 책을 받아서 한번 대강 훑어보면서 내용 줄거리를 파악하고 한 단원씩 다시 천천히 읽어 나갔습니다. 내용이 이상한 부분도 있었는데, 다행히 컴퓨터의 발달에 힘입어 원서의 내용을 앱으로 쉽게 번역해 볼 수 있었습니다. 이를 바탕으로 저자가 독자에게 무슨 내용을 전달하려는지 파악하였습니다.

의과대학을 다니던 학생 시절부터 내과학을 공부할 때 가장 힘든 지점을 고르라고 하면, 많은 사람이 신장학의 산-염기 전해질을 서슴없이 얘기할 것입니다. 내과 전공의 시절에도 늘 '어렵다'는 꼬리표를 붙였던 부분이고, 심지어 신장내과 전문의가 되어서 학생을 교육할 때도 가장 힘들어하는 단원입니다. 저 자신에게도 힘든 것을 남에게 쉽게 이해할 수 있게 가르친다는 것은 정말 어렵기 때문입니다.

환자분께 설명해 드릴 때 "전해질은 몸에는 꼭 필요하지만, 많아도 안 되고 모자라도 안 되는 중요한 구성 성분"이라고 합니다. 전해질의 개념을 이해하기 쉽게 풀어서 설명해 주는 저자의 말처럼 전해질을 이해하고 처치하기 위해서는 수분과 꼭 연계해서 풀어나가야 합니다. 몸 안의 60%를 차지하는 물은 그만큼 중요하며, 부족하거나 과하지 않도록 관리하여야 합니다. 인류 문명의 발달과 함께 물을 잘 다스리는 치수(治水) 정책이 나라의 운명을 결정하는 것처럼 인체에서도 수분의 역할은 아주 중요합니다. 진료할 때도 수분 조절의 중요성을 늘 강조하는데, 요즘같이 더운 날씨에는 특히 부족하지 않도록 드실 것을 추천합니다.

이 책에서 저자는 서문에 있는 대로 수분과 전해질에 입문하는 학생이나 간호사, 관심 있는 의료진을 대상으로, 전해질 대사를 쉽게 이해할 수 있도록 최대한 풀어서 설명하였습니다. 도입부에서는 농도의 개념과 몸 안 수분의 분포를 이해시키고, 이에 따라 용액의 역할을 하는 수분의 증감 여부와 용질의 역할을 하는 전해질의 증감 여부에 따른 전해질 농도의 증가와 감소를 설명해 줍니다. 그리고 중요 전해질인 Na과 K부터 Ca, P, Mg까지 천천히 풀어가며 알기 쉽게 설명을 이어갑니다. 마지막으로 한 단계 업그레이드된 신장의 신비한 능력인 되먹임 기전과 통계에 대한 기본적인 지식을 소개하고 있습니다. 이를 찬찬히 살펴보시면, 수분과 전해질의 공부에 많은 도움을 받을 것입니다.

일본에서 발간한 의학 전문서적을 번역하는 과정에서 국내 사정에 맞게 주사제와 경구 약물을 변경하였고, 진료 지침이나 보험인정 기준 등도 변경이 필요한 정보는 수정하였습니다. 신장과 관련된 의학 전문용어는 최근 대한신장학회에서 발간한 2024 '신장학 용어집'의 단어를 사용하였고 나머지는 '의학용어집'에서 인용하였습니다. 일부 구문은 내용을 이해하기 쉽게 역자의 뜻을 담아 의역한 부분도 있습니다.

마지막으로 수분과 전해질에 관심을 가지고 입문하시는 독자분들에게 조금이나마 도움이 될 수 있기를 기원하며 이 글을 마무리합니다.

2024년 8월

순천향대학교 부천병원 신장내과 **김진국**

시작하면서

2019년 가을, NHK홀에서 야마시타 타츠로의 콘서트를 본 뒤 시부야의 그리스 요리점에서 식사를 하고 있었습니다. 3개월 후 결혼식을 앞두고 있던 후배 J군(소아 신장내과의)과 함께한 자리였는데, 그때 그가 "Na 이상이란 보정의 계산식은 있지만, 식대로 잘 되지 않습니다."라고 말했습니다. 어쩐지 마음에 걸렸습니다(오해하실까 봐 덧붙이는데, J군은 매우 우수합니다).

단지 그 무렵에 수분 · 전해질의 책을 써보지 않겠느냐고 권유받은 상황이기도 해서, 집필을 위해 발 벗고 나서기로 했습니다.

수분 · 전해질 관련 지식이 약한 젊은 의사들을 보고 있자니 기본기가 취약하다는 것을 깨달았습니다. 어려운 각론은 알고 있지만, '세포내액과 세포외액의 비율'이나 '포도당 100 mL 주사 시 체내 분포 양상' 등 기본 질문에 대답하지 못하는 사람이 꽤 있습니다.

이 책에서는 어려운 이론 이야기는 뒤로 미루고 대신 반드시 알아야 하는 지식, 진료상 접근 방법을 반복 해설했습니다. 이 책의 내용을 이해하면, 임상적 접근을 잘할 수 있을 것입니다. 그렇게 되면 기존의 수분 · 전해질 관련 명저를 다시 읽을 때 지금보다 더욱 명쾌하게 이해할 수 있을 것입니다.

아래와 같은 분들이라면 이 책을 꼭 읽어 주셨으면 합니다.

- 임상에 나가기 전 학생
- 초기 전공의
- '세포내액과 세포외액 비율은?' '포도당을 100 mL 주사하면 몸 안에 어떻게 분포하는가?'라는 질문을 받았을 때 1초 이내에 답할 수 없는 사람
- '저 Na혈증을 보았을 때 먼저 해야 할 일'을 2초 이내에 말할 수 없는 사람

이 중 하나라도 해당된다면 지금 당장 이 책을 손에 들어 주세요.

수분 · 전해질 관련 지식은 의사들에게는 기본 중 기본이라고 생각합니다. 아무리 전문성이 높은 일을 해도 환자를 진찰하는 한 수액 처방을 피할 수 없습니다.

시대는 변해도 인체의 조성은 그렇게 간단하게 변하지 않습니다. 그러니 이 기본 지식은 일단 익혀 놓으면 계속 사용할 수 있습니다. 이 기회에 기본 지식을 정리하여 임상에서 제대로 활용하시길 바랍니다.

Tasuku Nagasawa

목차

Chapter 1 수분과 전해질을 생각하기 전에

Chapter 2 체액량을 확실히 파악하자

Chapter 3

Na 이상에 강해지자

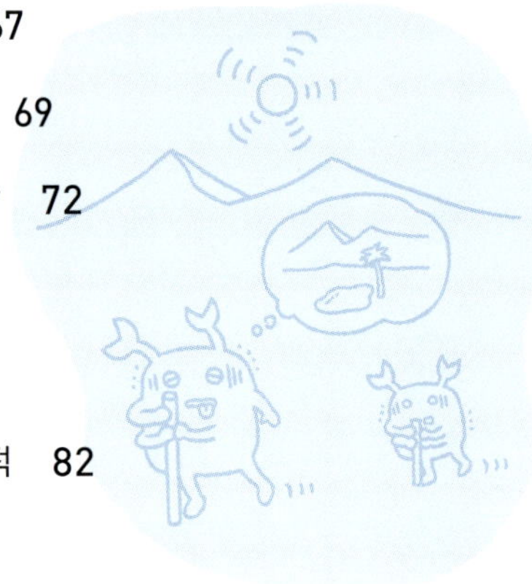

Chapter 4

K 이상에 강해지자

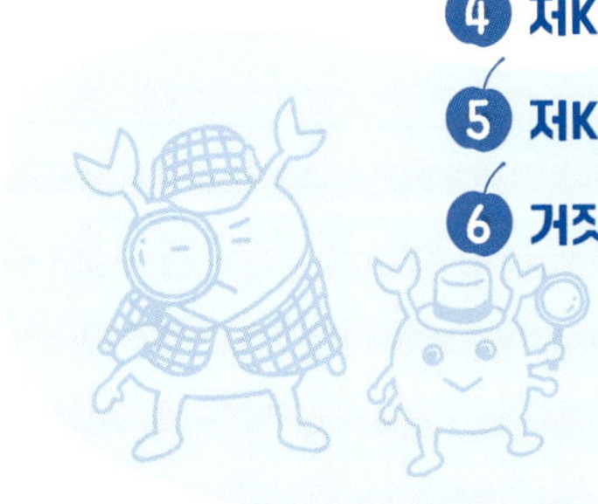

Chapter 5 마이너 전해질 이상

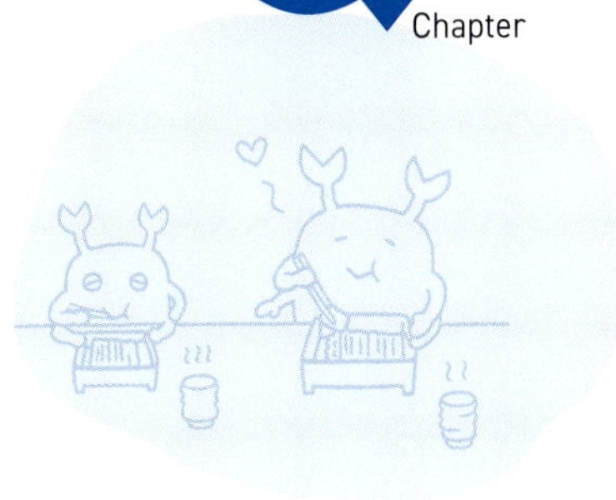

Chapter 6 이걸 알고 있으면 스텝 업 할 수 있다

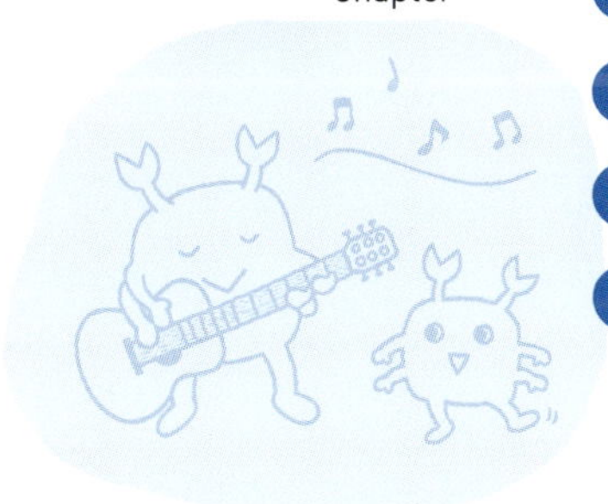

1 Chapter

수분과 전해질을 생각하기 전에

1

수분 · 전해질은 신장에 맡겨둬!

감사한 지도교수의 말이자 진리

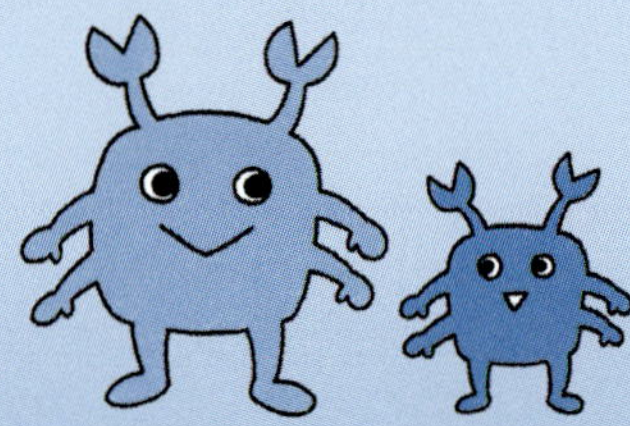

저는 "나머지는 신장에 맡겨 두어도 괜찮아요."라는 초기 전공의 시절 외과 지도교수 선생님의 말씀을 선명하게 기억합니다. 지금 돌이켜 보아도 '확실히 그렇지'라고 생각할 수 있는 함축성이 있는 말입니다.

신장 작용의 기본은

- 맥주를 많이 마시면 소변이 많이 나온다.
- 더운 날씨에 운동하면 소변의 색이 진해진다(노란색으로 진해진다).
- 라면을 국물까지 마시면 목이 마른다.

등입니다(실제로는 더 많지만, 이 책에 관련된 중요한 사항을 몇 개 들었습니다).

이 책에서는 먼저 간략하게 대략적인 개념을 파악하도록 합니다. 그래야 나중에 설명하는 실제 신장의 생리학을 더 쉽게 이해할 수 있기 때문입니다(본래 생리학이란 실제로 일어난 일을 관찰하여 이론화되어 왔기 때문에 이론부터 외우려고 하면 괴로워집니다). 신장의 생리학을 몰라도 진료는 할 수 있습니다. 그것은 전자레인지나 냉장고의 원리를 몰라도 사용할 수 있는 것과 비슷합니다.

그래서 학창 시절 여러분을 괴롭혔던 (아마도) 생리학의 들세동맥, 사구체, 날세동맥, 치밀반, 헨레고리, 반류증가패러다임……과 같은 설명은 뒷전으로(6장) 미루고, 먼저 수분 · 전해질의 기본을 대략 설명하려고 합니다. 여러분이 이 책을 손에 든 동기는 '수분 · 전해질이 어렵다', '임상 현장에 나가기 전에 기본적인 책을 읽어두자' 등 다양하다고 생각합니다만, 먼저 이 기본부터 짚고 넘어가시기를 바랍니다.

2

체액량 이상과 Na 이상을 혼동하지 말자

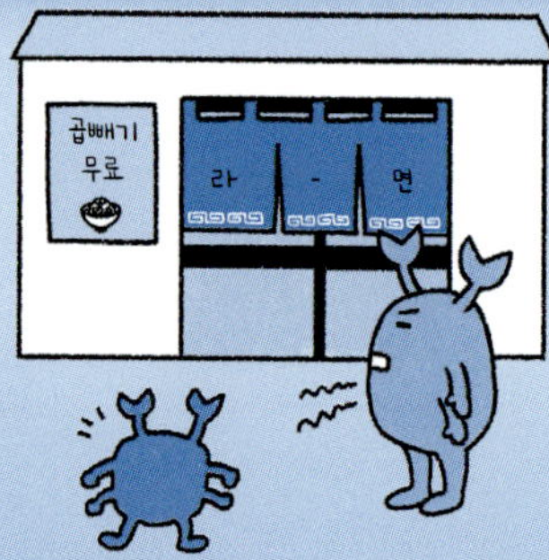

각각 파악하는 것이 병태 파악의 지름길

'수분 · 전해질이 어렵다'는 사람은 이 점이 혼란스러울 때가 많을 겁니다. 이 두 가지를 혼동하고 있다면 **'라면 곱빼기는 맛이 싱겁다'**거나 **'라면 곱빼기는 맛이 진하다'**고 말하는 것과 같습니다. 이상하죠.

먼저 체액량입니다.

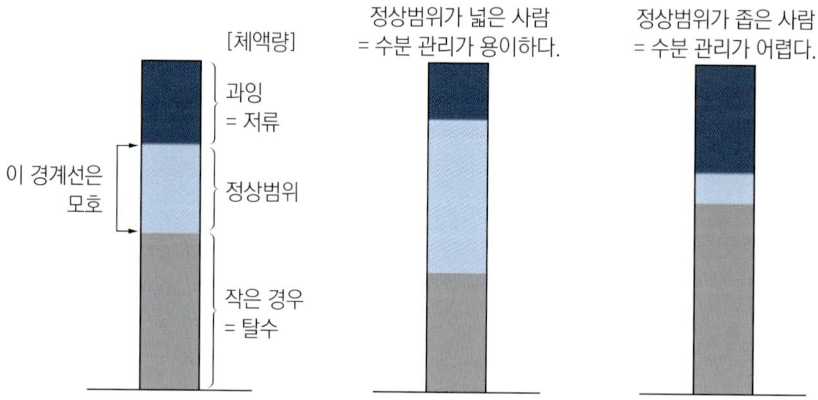

그림 1 체액량

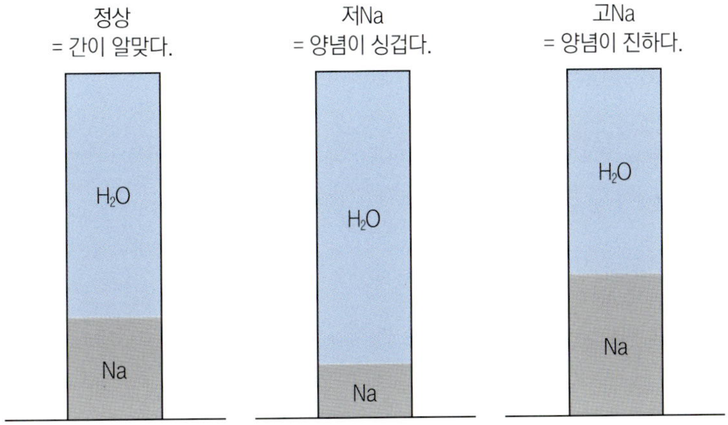

그림 2 Na 농도

그림 1 을 보세요. 체액량에는 정상범위가 있는데 정상범위보다 많으면 과잉, 적으면 탈수라고 합니다. 단어에 대한 자세한 설명은 나중에 하기로 하고, 일단 개념부터 파악해 주시기를 바랍니다. 사람의 몸이기 때문에 '여기부터가 과잉(탈수)이다'라는 **명확한 선 긋기는 할 수 없습니다**. 또한 정상범위가 넓은 사람도 있고, 매우 좁은 사람도 있습니다. 이 정상범위는 신기능, 심기능 등 다양한 요소에 따라 결정됩니다.

다음은 Na 농도입니다.

그림 2 를 보세요. 왼쪽이 '딱 알맞은' Na 농도입니다. 가운데는 간이 싱겁고(저Na혈증), 오른쪽은 간이 진한(고Na혈증) 것입니다.

이와 같이 체액량과 Na 농도는 **별개로 생각해야 하는 요인**입니다. 그리고 체액량과 Na 농도에 3×3=9가지 가능성이 있습니다. 물론 '체액량 과잉일 때는 저Na혈증에 걸리기 쉽다' 등의 양상은 있지만, 먼저 이 두 가지를 다른 축에서 파악해야 한다는 것을 확실히 인식합시다.

3

왜 수분 · 전해질을 어려워하는 사람이 많은가

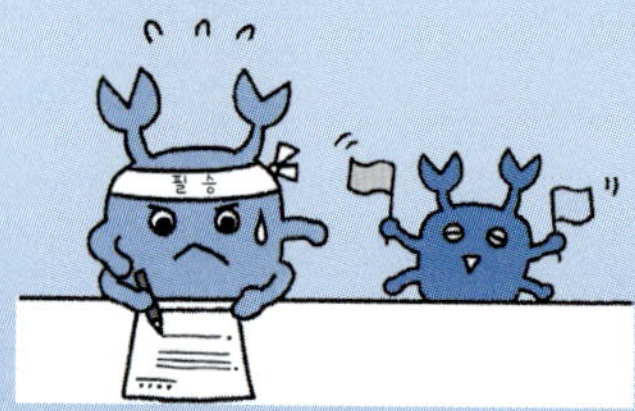

당신의 현재 위치 수준 진단

여기서 당신의 이해도가 어느 정도인지 진단해 봅시다.

〈Level 1〉

① 1.0%의 식염수를 물만 사용해서 0.9%의 식염수로 만들어 주세요.

② 0.8%의 식염수를 식염만을 사용해서 0.9%의 식염수로 만들어 주세요.

이 문제라면 대부분의 사람이 대답할 수 있겠죠. 정답은 무수히 많습니다(식염수의 양이 정해져 있지 않기 때문).

예를 들어 0.8%의 식염수 1,000 mL면 식염이 8 g 들어 있으니 1 g을 더 넣으면 0.9%가 되겠죠.

〈Level 2〉

1.0%의 식염수 1,000 mL를, 0.9%의 식염수 1,000 mL로 만들어 주세요(물도 식염도 사용해도 됩니다. 단, 전부 버리고 다시 만드는 것은 안 됩니다).

물론 이것도 정답은 무수히 많네요.

예를 들어 1.0%의 식염수 1,000 mL에서 100 mL를 버리면 1.0% 식염수 900 mL가 됩니다. 여기에는 식염이 9 g 들어 있으므로 물을 100 mL 넣으면 0.9% 식염수 1,000 mL가 되겠죠. 초등학교 5학년 수준의 문제입니다.

자, 이제부터 시작입니다.

〈Level 3〉

1.0%의 식염수 1,000 mL를 뙤약볕 아래에서 물과 식염을 사용하여 1시간 후에 0.9%의 식염수 1,000 mL로 만들어 주세요.

어떻게 생각하나요? 대답할 수 없죠? 왜 대답할 수 없을까요? 그것은 '뜨거운 햇볕 아래에서 물이 얼마나 증발하는지 모르기 때문'입니다. 반대로 말해 물의 증발량을 알면 대답할 수 있다는 뜻입니다.

인체도 마찬가지인데, Na와 K의 주요 배출구는 소변이기 때문에 배뇨를 통해 얼마나 많은 Na과 K, 물이 체외로 빠져나가는지 알면 어떻게 수액요법을 해야 하는지 어느 정도 계산할 수 있습니다. 결국 '**요중 전해질을 보자**'는 것입니다.

한층 더 어려운 문제를 봅시다.

〈Level 4〉

0.8%의 식염수 1,300 mL가 있습니다. 아이가 장난삼아서 여기에 물과 식염을 넣고 있습니다. 가끔은 엉망진창으로 흘리기도 해요. 이 상태로 3시간 후에 0.9%의 식염수 1,000 mL를 만들어 주세요(주의: 아이를 묶어서는 안 됩니다).

여기서는 더 어려운 작업을 해야만 합니다. 이것을 사람의 몸에 비유하면 어떤 상태일까요? 예를 들어 가장 어려운 체액량 관리 중 하나인 화상이 있습니다. 화상에서는 손상된 피부에서 물이 점점 빠져나가기도 하고, 소변으로도 빠져나가기도 하고(소변이 나오지 않을 수도 있고), 염증으로 인해 사이질로 물이 빠져나가… 체액량 관리가 매우 어려워집니다(이 이유를 아이에 비유했습니다).

이 책에서는 먼저 Level 3을 할 수 있는 것을 목표로 합니다. Level 3을 하지 못하면 Level 4는 절대 할 수 없기 때문입니다. Level 2까지 할 수 없는 사람은 초등학교 5학년 과정을 공부해 보세요. 기초가 없으면 그 이상의 수준을 절대로 하기 어렵습니다.

4 유리수분(free water) = 담수

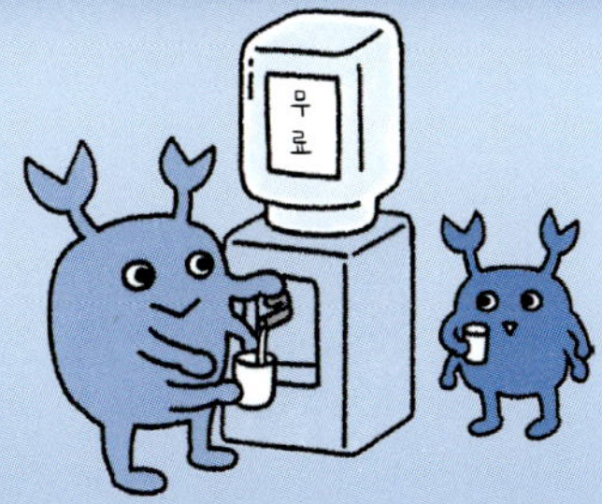

'유리수분'이라는 단어가 당신을 혼란스럽게 한다

여기까지는 이해하셨나요?

자, 이제 여러분을 괴롭히는 단어 중 하나인 '유리수분'이 아닐까 싶습니다. 이 말을 중학교 2학년도 알 수 있는 단어로 바꾸면 '담수(free water)'입니다. 이것은 보통 '염분이 없는 물'이라는 뜻이지만, 여기서는 정확한 요소가 빠져 있습니다. 정확한 표현은 '**solute** free water'입니다. Solute는 용질(이 경우 '소금'을 뜻한다)을 뜻합니다. 이 용질을 포함하지 않은 물을 free water라고 하고, 이것을 번역한 것이 유리수분입니다.

이 단어의 의미를 확실하게 알지 못해서 이해가 잘 안되는 분들이 많은 것 같습니다. 엄밀히 말하면 생수나 수돗물에도 소량의 이온 등이 포함되기 때문에 '유리수분=증류수'라고 생각하시면 됩니다.

왜 여기서 유리수분을 이야기할까요? 그것은 사람의 신체 속 수분은 **0.9% 식염수와 같은 조성으로 세포외액에 분포**하는 원칙이 있기 때문입니다(세포외액은 2장에서 설명하겠습니다).

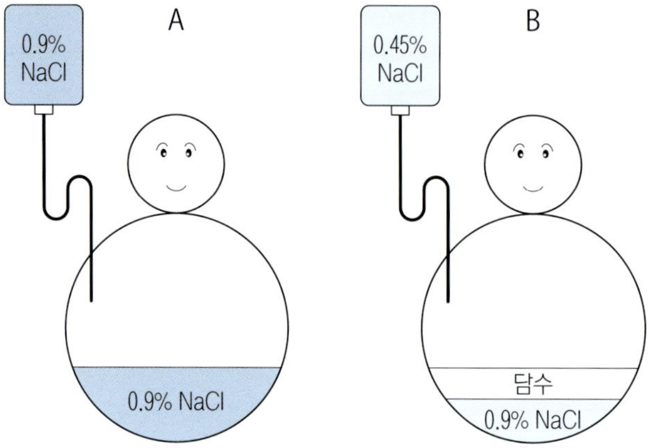

그림 3 Na의 분포

그림 3 을 보세요. 생리식염수의 경우 0.9%이므로 전량이 세포외액에 분포합니다(A). 그렇다면 0.45% 식염수라면 어떨까요? 만약 1,000 mL를 넣었다고 가정합시다. 0.45% 식염수 1,000 mL는 0.9% 식염수 500 mL와 담수 500 mL를 합친 것이기 때문에 그림 B처럼 분포합니다(지금 단계에서는 아직은 그림으로만 봐도 괜찮습니다). 즉, 먼저 0.9%로 분포하고, 담수가 많으면 희석되어 저Na혈증이 되고, 담수가 적으면 고Na혈증이 되는 것입니다.

아직은 이해하지 못할 수도 있지만, 앞으로 여러 번 설명해 드릴 테니 자연스럽게 이해하실 수 있을 거예요.

5 먼저 소변을 채취하자

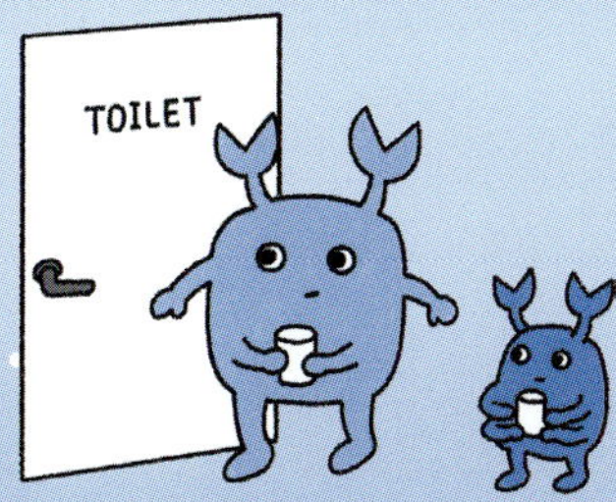

**소변검사 없이 수액요법이라니
무서워서 못하겠어요**

여러분도 일상적으로 수액요법을 지시하고 계실 거라고 생각합니다.

무더운 날씨에 몸이 휘청거려서 생리식염수나 젖산 링거액을 넣는다든지, 입원 중인 환자라 금식 중이라서 SD(염화나트륨포도당)액(1:3)을 넣는다든지 이런 일들이 자주 일어나곤 합니다. 앞서 언급했듯이(**1장―1 참조**), 조금 터무니없는 수액요법 처방이라도 신장에 문제가 없다면 대체로 잘 견뎌낼 수 있습니다. 이 '잘 견뎌낼 수 있다'는 것은 '체액량은 정상범위이고, 전해질 이상도 일어나지 않는다'는 뜻입니다.

그러나 그런 신장이라도 '제대로 일하지 못하는 상황'은 얼마든지 있습니다(그렇지 않다면 수분 · 전해질에 문제 되는 상황은 존재하지 않을 것이다). 그렇다면 신장이 제대로 일하는지 어떻게 알 수 있을까요?

여기서는 바로 '소변검사'라고 하겠습니다. 이 책의 주제인 수분 · 전해질에서는 소변검사를 하는 것이 필요합니다. 특히 다음 지표가 중요합니다.

- 비중
- 요중 Na 농도
- 요중 K 농도
- 요삼투압
- 소변 pH

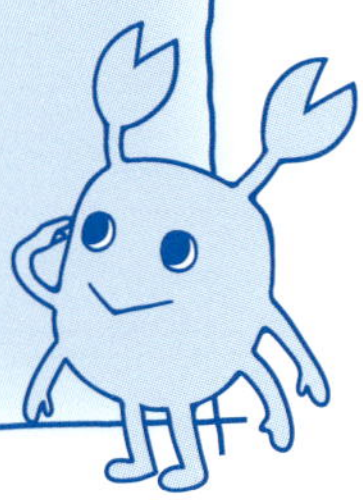

비중으로 대략적인 농도를 파악할 수 있습니다. 문제 해결 시에는 요중 Na 농도, 요중 K 농도, 요삼투압의 측정이 필요합니다. 산염기평형까지 하기 위해서는 소변의 pH도 중요한 요소입니다.

신장내과와 비뇨기과 외에는 소변검사를 소홀히 다루는 경우가 많은 것 같습니다. 개인적으로 조사한 바에 따르면 신장내과와 비뇨기과에서는 크레아티닌(Cr)을 측정할 때 소변검사를 함께 하는 비율이 80%를 넘지만, 다른 과에서는 10% 이하였습니다. 신장 상

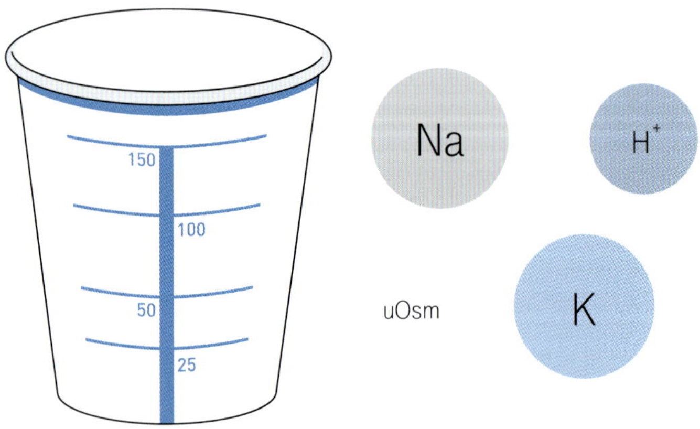

그림 4 소변이 알려주는 정보는 많다.

표 1 주치의가 신장내과 전문의 · 전문 의료기관으로 전원 기준

(일본신장학회, 편. 근거에 근거한 CKD 진료 가이드라인 2018. 도쿄: 도쿄의학사; 2018. p.4)

원질환	단백뇨 분류			A1	A2	A3
당뇨병	요알부민 정량(mg/일) 요알부민/Cr 비(mg/gCr)			정상	미량 알부민뇨	현성 알부민뇨
				30 미만	30-299	300 이상
고혈압 신장염 다낭신장 기타	요단백 정량(g/일) 요단백/Cr 비율(g/gCr)			정상 (−)	경도 단백뇨 (±)	중증 단백뇨 (+~)
				0.15 미만	0.15−0.49	0.50 이상
GFR 구분 (mL/min/ 1.73 m^2)	G1	정상 또는 높은 값	≥90		혈뇨 +인 경우 의뢰, 단백뇨만 있으면 생활 요법 · 진료 지속	전원
	G2	정상 또는 경도 저하	60-89		혈뇨 +인 경우 의뢰, 단백뇨만 있으면 생활 요법 · 진료 지속	전원
	G3a	경도~중등도 저하	45-59	40세 미만은 전원, 40세 이상은 생활 요법 · 진료 지속	전원	전원
	G3b	중등도~고도 저하	30-44	전원	전원	전원
	G4	중증 저하	15-29	전원	전원	전원
	G5	말기신부전	<15	전원	전원	전원

위에 기술한 것 외에 3개월 이내에 30% 이상의 신기능 악화가 확인되는 경우 신속히 의뢰.
위에 기술한 기준과 지역 상황 등을 고려해 주치의가 전원을 판단하고, 주치의와 신장 전문의·전문 의료기관에서 역의뢰 및 병합 진료 등의 진료 형태를 검토한다.

신장내과 전문의·전문 의료기관 의뢰 목적(기저질환 불문)

1) 혈뇨, 단백뇨, 신기능 저하의 원인 정밀 조사
2) 진행 억제 목적의 치료 강화[치료 저항성 단백뇨(현성 알부민뇨), 신기능 저하, 고혈압에 대한 치료의 재검토, 이차고혈압 감별 등]
3) 보존기 신부전 관리, 신대체요법 도입

기저질환에 당뇨병이 있는 경우

1) 신장내과 전문의 · 전문 의료기관 의뢰 기준에 해당하는 경우, 기저질환에 당뇨병이 있는 경우에는 추가로 당뇨병 전문의 · 전문 의료기관에 의뢰하는 방안을 고려한다.
2) 그 외에도 다음과 같은 경우에는 당뇨병 전문의 · 전문 의료기관으로의 의뢰를 고려한다.
   ① 당뇨병 치료 방침 결정에 전문 지식(3개월 이상 치료에도 HbA1c 목표치에 도달하지 않는 경우, 약제 선택, 식사운동요법 지도 등)이 필요한 경우
   ② 당뇨병 합병증(망막증, 신경장애, 관상동맥질환, 뇌혈관질환, 말초동맥질환 등) 발생의 고위험군 환자(혈당 · 혈압 · 지질 · 체중 등 난치 예)인 경우
   ③ 위에 기술한 당뇨병 합병증이 발생해 있는 경우
   더욱 자세한 내용은 '당뇨병 치료 가이드'를 참고할 것.

(작성: 일본신장학회, 감수: 일본의사협회)

태가 좋다면 소변검사가 필요 없다는 의견은 확실히 타당하지만, 소변검사 이상에서 발견되는 IgA신병증 등도 있고, 당뇨병 모니터링에서도 소변검사는 중요합니다. 또한, 급속진행사구체신염, 신증후군 등을 일으킨 경우에는 '이때까지 소변검사는 정상이었다'는 정보도 중요하기 때문에, 건강한 사람도 1년에 한 번, 몸이 안 좋아서 진찰받은 사람은 채혈할 때 소변검사도 함께 채취해 두는 것은 모든 의사가 필요하다고 느꼈으면 합니다 (그림 4).

특히 요단백이 많은 경우에는 신장내과 전문의에게 꼭 한 번 의뢰해 보시기를 바랍니다. 표 1 에 일본신장학회의 의뢰 기준을 제시합니다.

6 Na과 삼투압!

'Na=120 mEq/L, uOsm=400 mOsm/kgH_2O'의 어디가 이상한가?

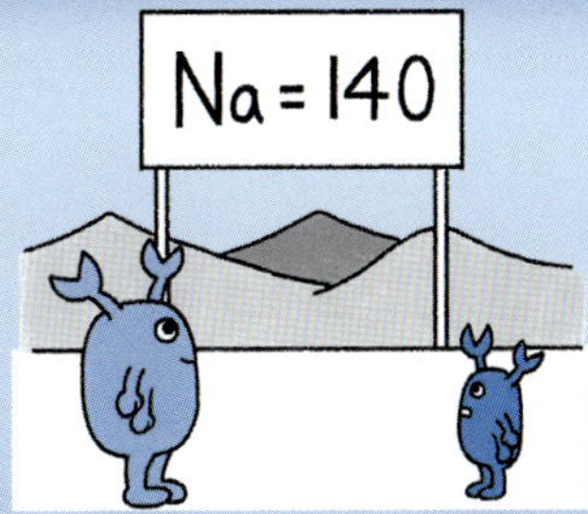

갑자기 전문적인 값이 나와서 당황스러우셨나요.

하지만 꼭 기억해야 할 값이 몇 가지 있습니다. 다음 장부터는 잠시 Na을 중심으로 해설하기 때문에 혈청 Na의 정상값은

Na = 140 mEq/L

라고 기억해 주세요(흔히 '135–145 mEq/L'라고 쓰여 있는 경우가 많지만, 세세한 것만 기억하려다 보면 본질을 놓칠 수 있습니다).

혈청 삼투압은 Na의 2배이므로(엄밀히 말하면 다르지만, 이 책에서는 그렇게 기억해 두죠. 즉, 삼투압은 Na이 삼투압의 주요 구성 물질이라는 것을 이해해 주셨으면 합니다), $2 \times 140 = 280$ mOsm/kgH_2O, 즉 삼투압은 Na에 따라 달라지는 것입니다. 참고로 혈청은 serum이므로 혈청 삼투압은 sOsm으로 표현하는 경우가 많고, 소변은 urine이므로 소변 삼투압은 uOsm으로 표현합니다.

자, uOsm의 정상치는 얼마일까요?

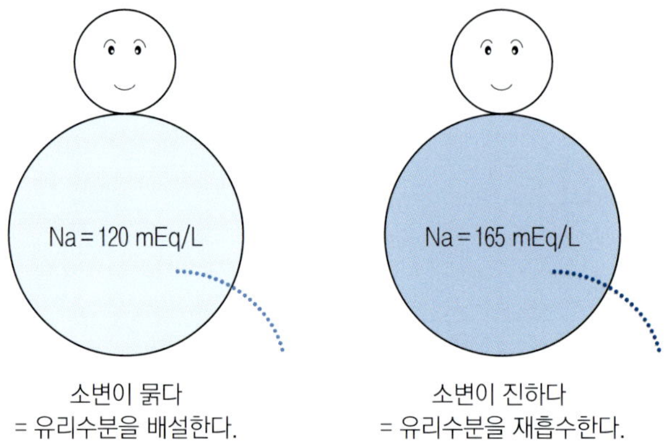

그림 5 본래의 모습

uOsm의 정상치 없음

입니다.

세세한 이야기는 접어두고 사람 신체의 원칙은

- 신체의 수분이 남으면 묽은 소변을 배설하여 조절
- 신체의 수분이 부족하면 진한 소변을 배설하여 조절

입니다 그림 5.

앞 항목에서 나온 소변의 비중 이야기를 해봅시다.

비중 1.010의 소변을 등장(等張)이라고 합니다. 즉,

비중 1.010을 넘은 진한 소변은 고장뇨(高張尿)
비중 1.010 미만의 묽은 소변은 저장뇨(低張尿)

등장뇨(isosthenuria)라고 합니다. 이 '1.010'도 기억하세요.

- Na = 140 mEq/L
- sOsm ≒ 2 × Na
- 요비중은 1.010이 등장

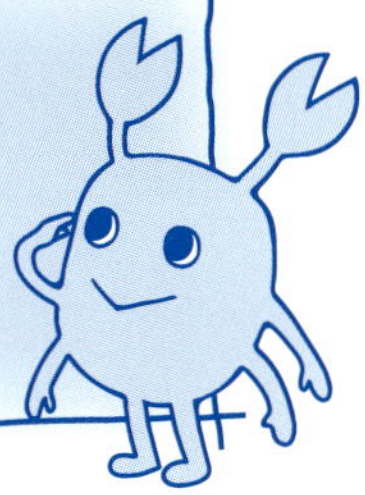

다음으로 삼투압에 관해 이야기해 봅시다.

Na = 140 mEq/L일 때는 sOsm = 2 × 140 = 280 mOsm/kgH_2O가 되어 등장뇨의 삼투압은 280 mOsm/kgH_2O가 됩니다. 그러나 음식물 섭취량이나 수액요법에 따라 신장이 판단하여 uOsm을 높이거나 낮게 조정하기 때문에 절대적인 정상치는 존재하지 않습니다(아까 설명했었죠?).

그렇다면 이번 항목의 질문 'Na = 120 mEq/L, uOsm = 400 mOsm/kgH_2O의 어디가 이상한가'를 생각해 봅시다.

Na = 120 mEq/L이므로 sOsm = 2 × 120 = 240 mOsm/kgH_2O입니다. sOsm = 240 mOsm/kgH_2O인데, uOsm = 400 mOsm/kgH_2O라면 이상하지 않습니까? 분명히 sOsm이 낮은데도 짙은 소변이 나옵니다. 이것은 병적입니다.

Na = 120 mEq/L에서 uOsm = 100 mOsm/kgH_2O이면 걱정하지 않아도 됩니다. sOsm이 2 × 120 = 240 mOsm/kgH_2O이고, uOsm이 100 mOsm/kgH_2O라는 것은 체액이 묽어진 상태를 **더 묽은 소변**을 내서 치료하려는 것입니다.

그럼, 이건 어떨까요?

Na = 165 mEq/L, uOsm = 200 mOsm/kgH_2O

Na = 165 mEq/L이므로 sOsm = 2 × 165 = 330 mOsm/kgH_2O입니다. sOsm = 330 mOsm/kgH_2O인데, uOsm = 200 mOsm/kgH_2O는 이상하죠? 분명히 sOsm이 높은데도 묽은 소변이 나온다. 이것도 병적입니다.

이 소변의 농도를 결정하는 것이 요중 유리수분의 배설량입니다. 이 유리수분을 조절하는 데 필요한 호르몬이 ADH (antidiuretic hormone; 항이뇨호르몬)입니다. ADH가 작용하면 유리수분이 재흡수되어 소변이 진해집니다('항이뇨'이므로 소변을 만드는 것에 저항=물을 재흡수한다, 라고 기억합시다). ADH가 작용하지 않으면 유리수분을 재흡수할 수 없으므로 소변이 묽어집니다. 이것도 기억해 두세요. [이 시점에서 'ADH는 뇌하수체후엽에서 나온다'거나, 더 자세하게 '시상하부에 포함된 뇌실곁핵과 시각로위핵의 신경세포(neuron)에서 preprohormone으로 생성되어 신호펩타이드가 절단되어 pro-hormone이 되고, 축삭수송에 의해 뇌하수체후엽으로 운반되는 도중에 분열되고 유리된 VP가 축삭 말단에서 모세혈관으로 분비되어 혈액순환으로 들어간다'거나, '신장의 집합관 상피세포 기저면의 V2 수용체에 결합하면 세포질 쪽에 존재하는 GTP 결합단백질 Gs를 통해 아데닐산고리화효소를 활성화하고, 그 촉매 작용으로 ATP가 cAMP로 전환된다. cAMP는 단백질인산화효소 A (PKA)를 활성화해 소포 내에 대기하는 수분 통로의 일종인 아쿠아포린 2(AQP2)를 집합관 상피세포 관강면으로 이동시키고, 이를 통해 관강 내 물 분자를 재흡수하여 혈장 삼투압을 낮춘다…….'는 것에 집착하면 더더욱 이해하기 어려워집니다. 이 책은 수분 · 전해질을 잘 모르는 사람이나 초보자를 위한 책이므로 먼저 대략 파악하는 것이 중요합니다.]

이번 장을 7번 읽고, **그림으로 설명한 곳**이나 **밑줄 친 곳**을 특히 잘 숙지해 주십시오.

2

Chapter

체액량을 확실히 파악하자

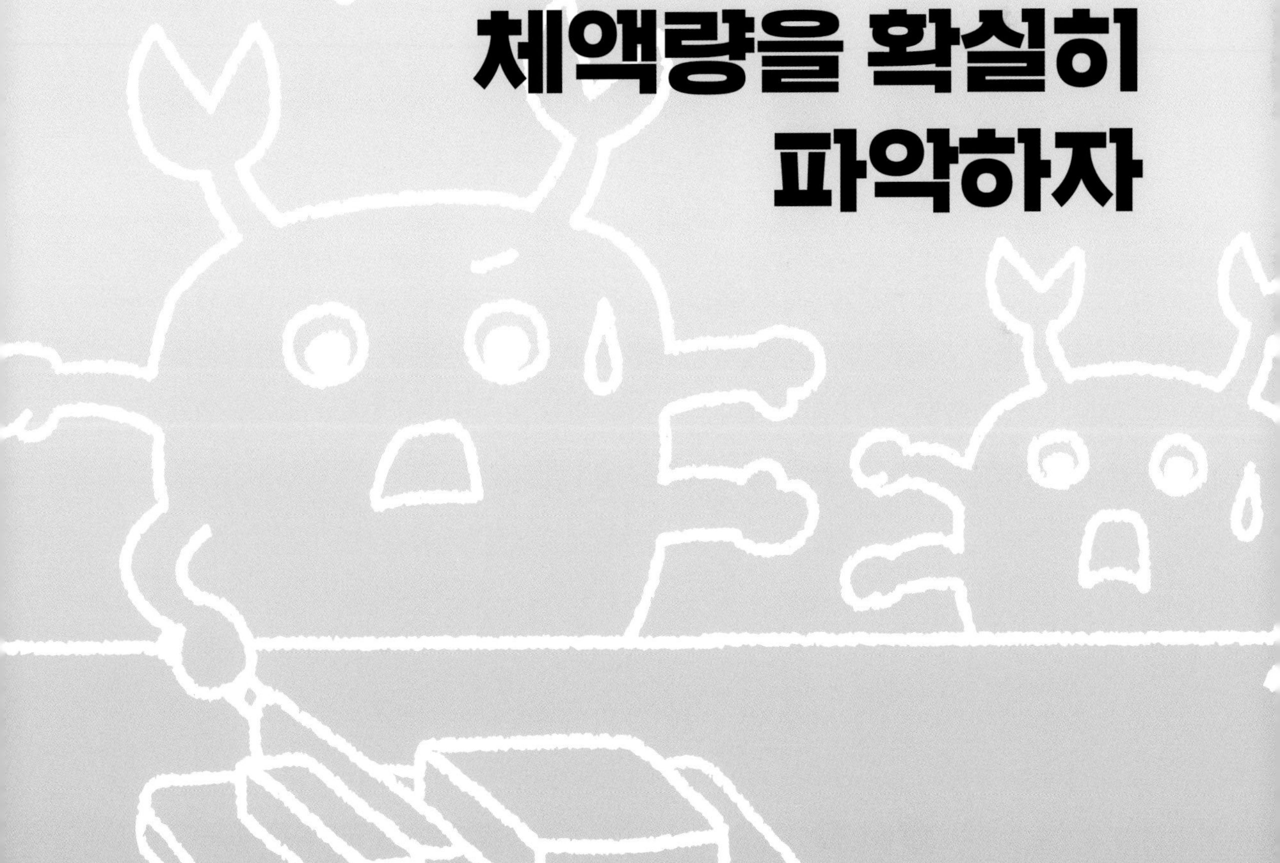

1

TBW, ICF, ECF

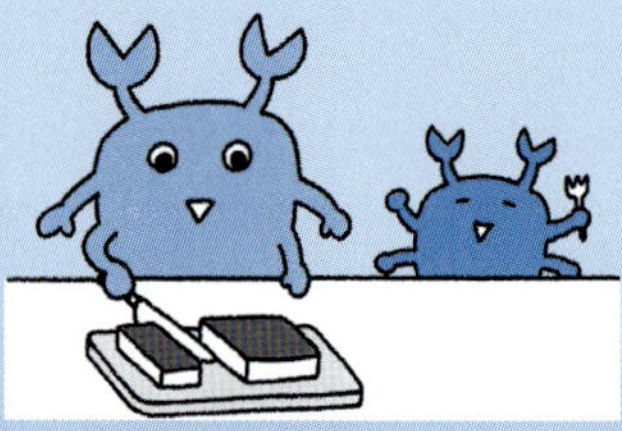

정의를 제대로 말할 수 있나요?

정의이기 때문에 외워야 합니다. 왜 외워야 하는가 하면, 수분과 전해질을 배우는 데 공통 언어이기 때문입니다('저것'이나 '이것'으로는 통하지 않기 때문). 이것들이 머릿속에 들어 있지 않으면 논의를 할 수 없습니다.

먼저 TBW. Total body water는 체내 총수분량을 말하며, 체중의 60%입니다("노인이나 여성은 다르겠지!"라고 말할지도 모르겠네요. 하지만 먼저 기본이 되는 것을 하나 기억하고 응용하는 것이 좋습니다. 세세한 것을 많이 기억하는 것보다 본질을 이해하는 것이 중요합니다).

이 TBW는 두 가지로 나눌 수 있습니다.

세포내액(intracellular fluid, ICF)
세포외액(extracellular fluid, ECF)

ICF는 세포 속 수분입니다. 근육 등의 수분을 이미지로 떠올리면 됩니다. ECF는 세포 밖 수분입니다. 2장—2에서 설명하겠지만, 여기서 **중요한 것은 ICF : ECF = 2 : 1**입

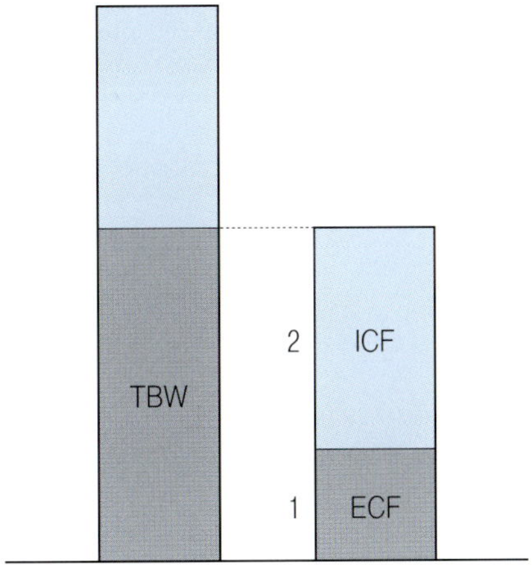

그림 1 ICF : ECF = 2 : 1

니다(그림 1)(이것도 먼저 기억해 주세요. '왜 2:1일까?'라는 이론보다 필요한 것으로 기억합시다. 이 책의 대상은 수분 · 전해질을 잘 모르는 사람이나 초보자이므로, 먼저 공통 언어를 기억하고 나서, 세부적인 이론으로 진행해 주세요).

2 ECF의 분포

사이질 : 혈관내 = 3 : 1

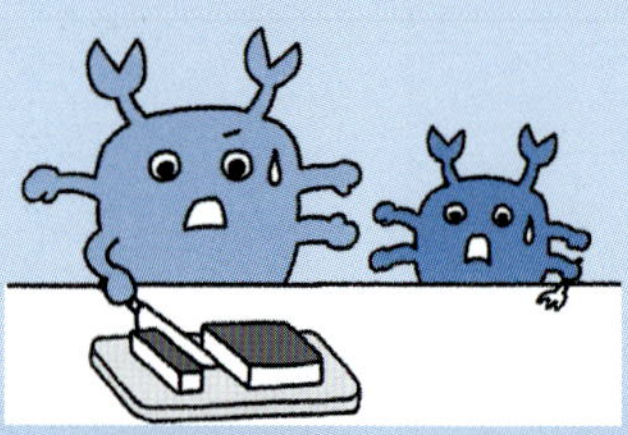

앞 장에서 'ICF : ECF = 2 : 1'이라고 말했습니다. 이 ECF는 또한 사이질과 혈관내로 나뉩니다.

사이질 : 혈관내 = 3 : 1

입니다. 이상적인 상태에서는 이렇게 된다고 기억하세요.

여기서 문제 하나 드립니다. 몸무게가 60 kg인 사람의 혈관내에는 얼마나 많은 체액이 있을까요?

간단합니다. 먼저 60×0.6=36 L, 이것이 TBW입니다. 그 내용은 ICF 24 L, ECF 12 L입니다. 그리고 사이질 9 L, 혈관내 3 L가 되겠습니다.

앞 장에서 말했듯이 모든 사람의 TBW가 체중의 60%인 것은 아닙니다. 소아는 65-80%, 여성은 지방이 많아서 45-55%라고 합니다(지방에는 수분이 많이 포함되지 않습니다). 노인도 젊은 시절보다 체액량이 적어집니다.

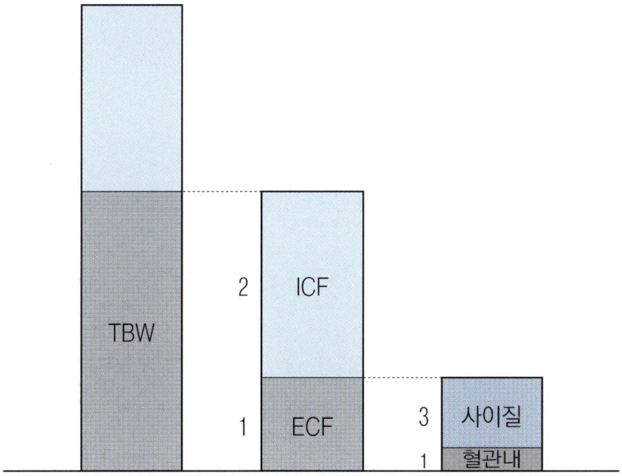

그림 2 체액량 분포의 기본 그림
언제 어디서나 이 그림을 떠올릴 수 있도록 하자.

또 하나 기억해 주었으면 하는 것은 **사이질은 ECF라는 점입니다**. 이 점을 모르면 부종 관리를 할 수 없습니다.

그림 2가 언제라도 머릿속에 떠오를 수 있도록 해주세요.

3

기본은 체중이야!

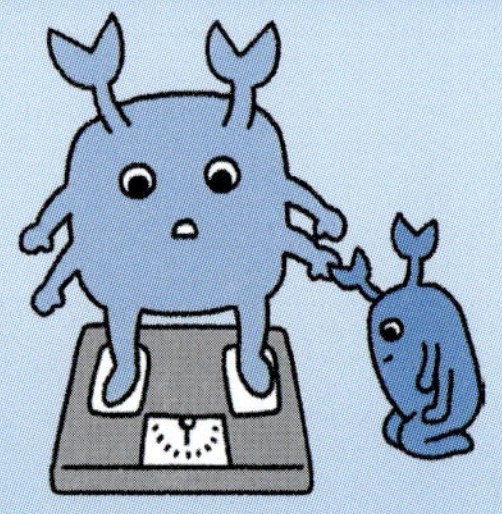

집에서도 측정할 수 있는 중요한 지표

사람의 체액량 분포를 알았나요?

ICF : ECF의 비율은? 맞아요. 2 : 1이네요.

ECF를 구성하는 것은? 사이질과 혈관내죠. 그 비율은? 3 : 1이죠. 좋습니다.

그러면 수액요법을 생각할 때 가장 중요한 것은 무엇일까요?

그것은

체중을 제대로 잰다.

라고 합니다. 사람의 TBW는 얼마였나요? 체중의 60%였죠? ICF : ECF는……? 집요하니까, 이쯤에서. 요점은 체중을 모르면 기준이 되는 체액량을 알 수 없다는 것입니다. 그래서 체중을 제대로 잰다는 것은 임상의에게 매우 중요합니다.

외래 진료 기록 카드에 제대로 체중이 적혀 있나요? 평소에 기록하는 사람은 좋은 의사네요.

예를 들어 내원한 환자가 "설사 때문에 몸이 좋지 않아서…….”라고 호소하면서 체중이 2 kg 정도 줄었다면 탈수를 의심해 봐야 하고, "요즘 숨이 가빠서…….”라고 해서 체중을 재보니 한 달 전보다 3 kg이 늘었으면 심부전 경향을 보인다는가 하는 것은 얼마든지 있습니다. 자주 진료받는 환자의 1개월 전 체중을 기억할 수 있습니까? 무리네요. 그렇다면 확실히 기록해 둡시다.

덧붙여서 제가 환자를 의뢰받았을 때 이전 의사에게 체중을 물어 제대로 된 수치로 답한 경우는 10%도 채 되지 않습니다. 중요한데도 이만큼 소홀히 다루는 요소도 많지 않을 것입니다.

체중을 재는 의의는 또 있습니다.

- 악성 질환 등으로 체중이 감소했을 때 알아차릴 수 있습니다.
- 약물의 투여량 조정을 위해 필요합니다[신기능으로 조정할 필요가 있는 약은 원칙상 CCr(크레아티닌청소율)로 투여량을 조정합니다. CCr은 나이, Cr, 체중, 성별로 결정되는 값입니다. 또한, eGFR은 나이, Cr, 성별로 결정됩니다. 이것을 소홀히 하면 낭패를 볼 수 있습니다. eGFR은 추정치이므로 실제 GFR과 괴리될 수 있습니다. 근육량이 적고 Cr이 낮은 사람은 eGFR이 과대평가될 수 있습니다].

그러니까 먼저 체중을 재봅시다.

Q: 어느 정도의 정밀도로 측정하는 것이 좋습니까?

A: 요즘은 정밀한 체중계가 있으므로 소수점 첫째 자리(kg)로 하면 됩니다. 그러면 집에서도 쉽게 측정할 수 있고, 지도하기도 쉬울 것으로 생각합니다.

그런데 여러분은 '49 kg' '49.0 kg' '49.00 kg'의 차이를 제대로 설명할 수 있습니까? 49 kg은 48.5-49.4 kg, 49.0 kg은 48.95-49.04 kg, 49.00 kg은 48.995-49.004 kg이라고 합니다. 수액요법은 10 mL 단위 또는 100 mL 단위인 것을 고려하면 '49.0 kg'처럼 소수점 첫째 자리까지가 현실적이라고 생각합니다.

Q: 간호사가 몸무게를 재지 않아요. 어떻게 해야 할까요?

A: 체중을 매일 재는 문화를 조성하는 데는 시간이 걸립니다. "의사의 지시니까 해주세요."라고 하면 다소 갈등이 생길 것 같네요. '매일 재는 것'과 '주 3회 재는 것 중 어느 쪽이 더 좋습니까?'처럼 상대방이 결정하게 하면 잘 되는 경우가 많습니다.

4 체액량 감소의 임상적 징후

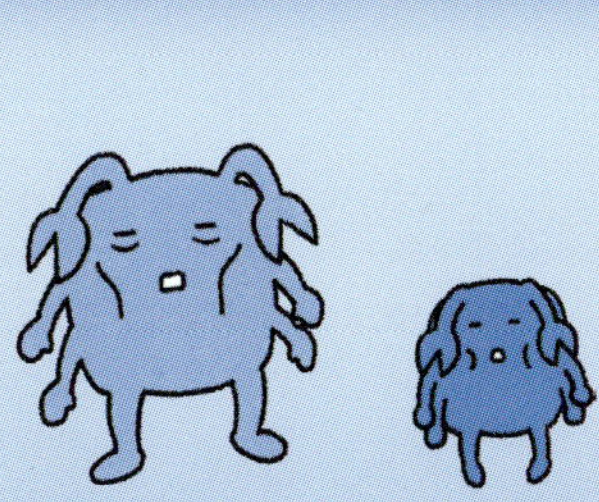

체액결핍과 탈수

앞 장에서 체중을 재는 것의 중요성을 설명했습니다. 수액요법을 관리하기 전에 체액량에 대해서 평가해야 하므로, 여기에서는 체액량 감소에 관해 설명하겠습니다.

체액량 감소=탈수라고 하는 경우가 많습니다만, 이것을 제대로 정리해 두지 않으면 좋은 수액요법 처방을 세울 수 없습니다.

체액량 감소에는 다음 2가지 정의가 있습니다.

탈수(dehydration) ··························· 유리수분의 감소(ICF도 ECF도)

체액결핍(volume depletion) ············· ECF의 감소

그림 3 처럼 체액으로부터 유리수분이 감소하는 것을 탈수라고 합니다.

한편, 그림 4 처럼 ECF의 감소가 체액결핍입니다(단, 유리수분만 없어지는 상황은 좀처럼 없으며, 체액결핍 중 Na 상실이 적은 경우 탈수인지 체액결핍인지에 대한 명확한 선 긋기도 없습니다).

여기에서는 '정상범위에서 체액량이 적은지 여부'에 주안점을 두고 설명하겠습니다.

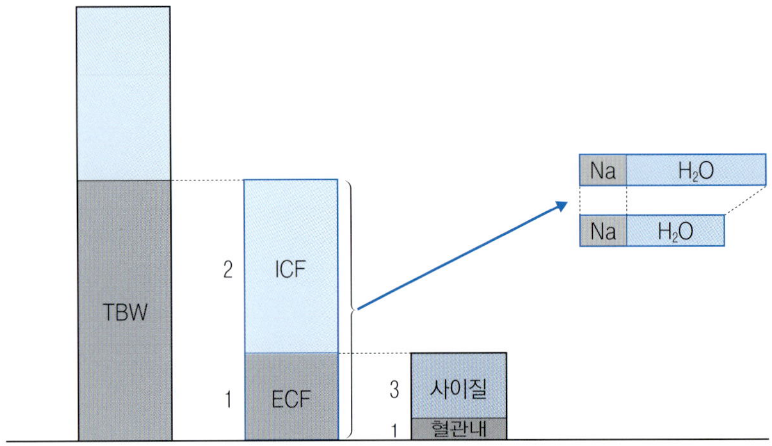

그림 3 탈수(dehydration)

유리수분의 감소를 dehydration이라고 함

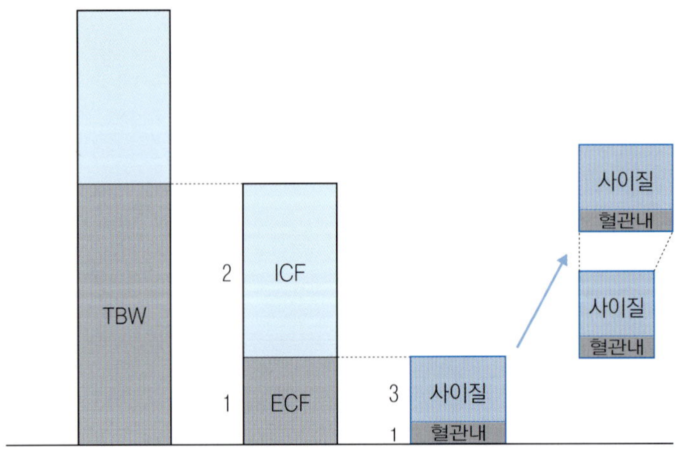

그림 4 체액결핍(volume depletion)

ECF의 감소를 volume depletion이라고 함

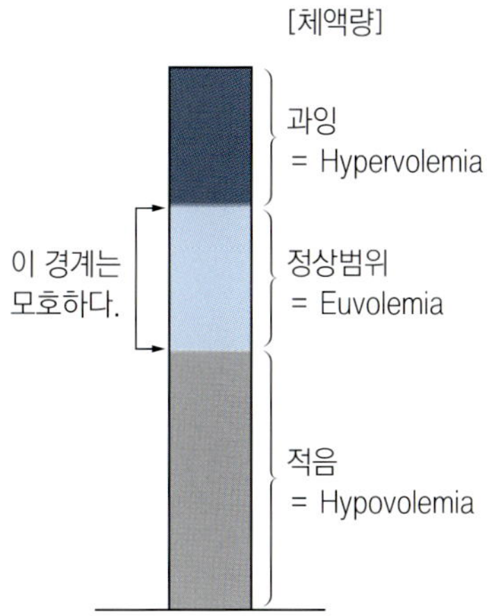

그림 5 Hypervolemia, Euvolemia, Hypovolemia

먼저 단어를 정의하겠습니다. 처음 나온 '체액량'이라는 단어는 이 경우 적절하지 않으므로 ECF를 기준으로 정의해 보겠습니다(그림 5)(상급전공의, 지도교수와의 대화에서도 나오고 논문 등에서도 나오는 용어입니다).

ECF 정상 = Euvolemia

ECF 과다 = Hypervolemia

ECF 부족 = Hypovolemia

여기서 '체액량 감소'는 hypovolemia입니다(1장-2에서 언급했듯이 체액량과 Na 평형을 함께 생각하면 이해하기 어려우므로, 먼저 체액량이 적은지 아닌지를 조사하는 검사를 기억합시다).

여러분은 혈량저하증(hypovolemia)을 보여 주는 검사를 몇 개 들 수 있나요? 예를 들어 혈압이 낮고, 소변이 진하고, 팔다리 끝이 차갑고, 피부의 긴장도(turgor) 저하, 안와의 움푹 패임, 겨드랑이의 건조, 기울임 검사(tilt test) 양성, 손톱의 모세혈관 바닥의 충

표 1 혈량저하증(hypovolemia)을 나타내는 소견

(McGee S, et al. JAMA. 1999;281:1022-9에서 작성)

소견	민감도	특이도
구강 점막 건조	0.85	0.58
안구의 움푹 팬 곳	0.62	0.82
혀건조	0.59	0.73
착란	0.57	0.73
언어가 불명확, 말이 많음	0.56	0.82
겨드랑이 건조	0.5	0.82
서 있을 때 맥박 30 bpm 이상 증가	0.43	0.75
팔과 다리의 약화	0.43	0.82
모세혈관 재충만 시간 연장	0.34	0.95
기립 시 sBP 20 mmHg 이상 감소	0.29	0.81

만 시간이 2초 미만, 중심정맥압의 저하, 레닌의 항진, 사람심방성나트륨배설펩타이드(hANP)의 낮은 수치…… 등이 있을 것으로 생각합니다. **표 1** 에 hypovolemia를 나타내는 소견을 민감도가 높은 순으로 나열해 보았습니다. 스크리닝을 위해서는 민감도가 높은 검사를 시행하는 것이었군요(모르는 분은 **6장―6**에서 설명하겠습니다).

표에서는 구강 점막 건조, 안구의 움푹 팬 곳……과 나란히 있습니다. 그러나 이것들은 처음 진찰하는 환자에서는 모를 수 있어서 음식을 잘 먹고 있는지 아닌지, 구토나 설사는 없는지, 등의 탈수 병력청취와 함께 진찰실에서 체중을 재면서 평소의 체중을 묻는 등 민감도를 높여야 합니다.

민감도가 높은 검사로 스크리닝을 한 후 특이도가 높은 검사로 확정진단합니다(이것도 감이 오지 않는 분은 **6장―7 참조**). 제 추천은 모세혈관 충만 시간입니다. 손가락의 손톱 바닥을 눌러서 하얗게 된 손톱이 압박 해제하고 2초 이내에 원래 색으로 돌아오지 않는다면 hypovolemia가 있다고 생각합니다(YouTube에서 'capillary refilling time' 검색하면 수도 없이 나옵니다). 다른 검사는 특이성이 낮으므로 이 검사를 사용하여 진찰하는 경우가 많습니다.

5

체액량 증가의 임상적 징후

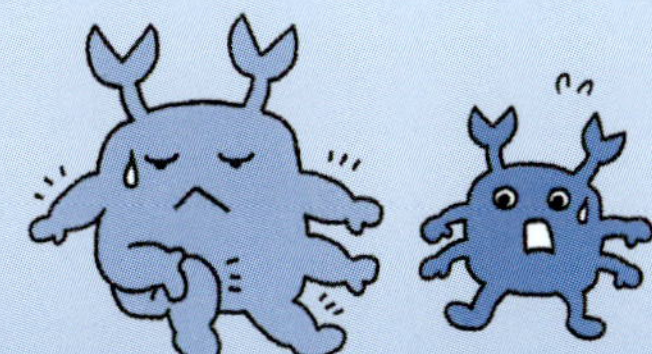

여러 가지 요소를 조합하여 판단

계속해서, 체액량 증가의 징후는? 사실 이것은 상당히 어려운 문제입니다.

먼저 '체액량 증가 ≠ 심부전'이라는 것을 인식합시다. 대한심장학회가 발표한 심부전의 정의는 '심장의 구조적 또는 기능적 이상으로 인해 심장이 혈액을 받아들이는 충만기능이나 짜내는 펌프기능이 떨어져 발생하는 질환'입니다(상당히 넓은 범위의 정의입니다). 부종은 심부전의 한 증상이지만, 부어 있는 사람 모두가 심부전은 아닙니다. 여기에서는 ECF에 주목합시다(23페이지의 그림 2 가 언제든지 기억할 수 있게 되었나요?).

여기서도 '체액량 증가 = ECF 증가 = hypervolemia'라고 간주합시다. 그러면

사이질액의 증가 ················ 부종
혈관내액의 증가 ················ 혈압 상승

입니다 그림 6.

후자에 관해 설명하겠습니다.

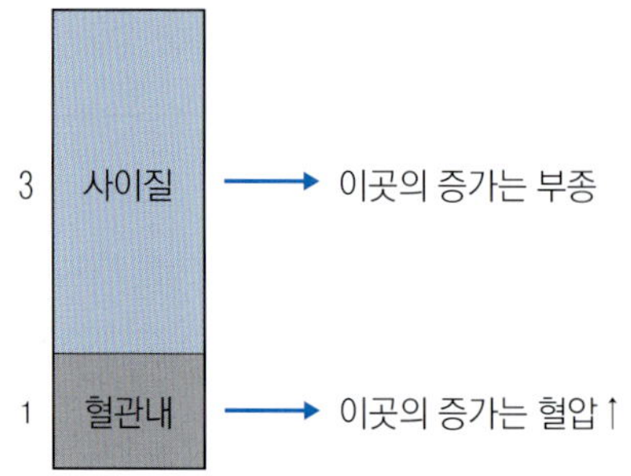

그림 6 부종과 혈압 상승

혈압은 심장에서 박출되는 혈액량(심박출량)과 말초혈관에서 혈액의 흐름이 어려운 점(말초혈관저항)에 의해 결정됩니다.

혈압 = 심박출량 × 말초혈관저항

심박출량(cardiac output, CO)은 심장이 1분간 내보내는 혈액량을 말하며 일회박출량× 심박수로 표현됩니다. 일회박출량(stroke volume, SV)은 심장이 1회 수축할 때 내는 혈액량입니다.

심박출량 = 일회박출량 × 심박수

또한, 체격에 따른 차이를 보정하기 위해 심박출량을 체표면적으로 나눈 값이 심장박출지수(cardiac index, CI)입니다. 이 부분을 알지 못하면 심부전의 Forrester 분류(그림 7)를 알 수 없게 됩니다.

위의 내용에서

혈압 = (일회박출량 × 심박수) × 말초혈관저항

이 됩니다.

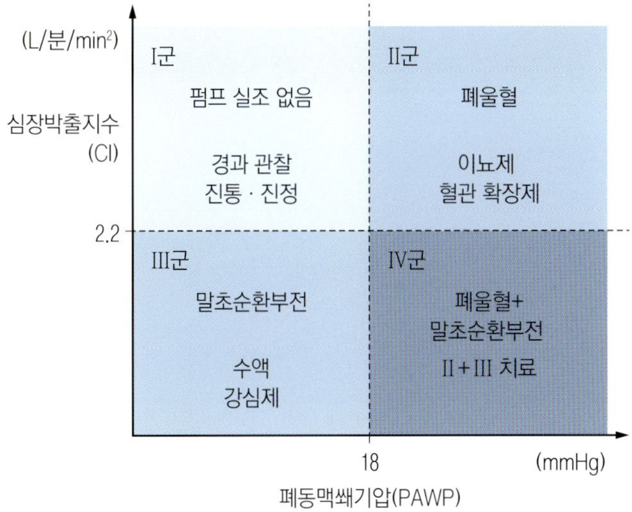

그림 7 Forrester 분류

일회박출량을 결정하는 요소는 여러 가지가 있지만, 혈관내액이 증가하면 박출량은 증가하는 것으로 생각해 주세요(혈관내액이 부족하면 심박출량을 유지하기 위해 빈맥이 되고, 수액요법으로 보정되면 맥박이 점점 저하되는, 임상적으로 흔히 접하는 사례를 뒤집어 보는 편이, 오히려 더 쉽게 상상할 수 있을 것입니다).

흉수나 복수 등도 ECF가 과잉되어 그 결과로 새어 나온 것이므로 이것도 ECF의 증가로 보는 경우도 있습니다(단, 간경변 등의 경우도 있어, 일률적으로는 말하기 어려운 부분입니다).

그렇다면 혈관내액 과잉이 모두 고혈압인가 하면, 그건 고민스러운 부분입니다(제대로 설명하자면, 이것만 해도 책 한 권 분량만큼 두꺼워질 것 같습니다). 그림 8 을 보세요. 앞서 나온 혈압의 구성 인자인 심박출량, 심박수, 말초혈관저항 모두 다양한 호르몬 등의 영향을 받습니다. 이 때문에 ECF가 과잉 경향이더라도 말초혈관저항이 낮으면 혈압이 정상범위일 수 있고, ECF가 많지 않아도 말초혈관저항이 높으면 고혈압이 될 수 있

혈압 = 심박출량(CO) × 말초혈관저항(TPR)

= 일회박출량(SV) × 심박수(HR) × 말초혈관저항

모든 RAA계, 교감신경, 나트륨펩타이드계… 등
다양한 요소의 영향을 받는다

그림 8 혈압의 구성 요소

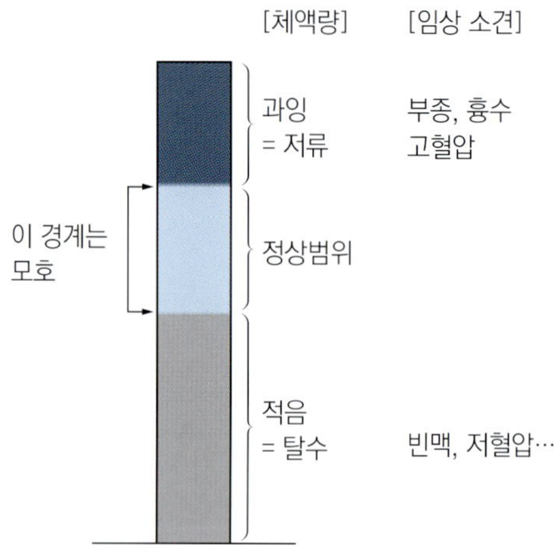

그림 9 체액량의 이미지

습니다. 건강한 사람의 고혈압에서는 ECF가 정상범위 이상으로 높아서 고혈압이 될 수 있으며, 이 경우에는 이뇨제가 잘 듣습니다. 또한 교감신경 활동이 높고 말초혈관저항이 높은 것 같은 고혈압에는 α차단제가 잘 듣기도 합니다(이는 일반 외래에 오는 임상증상이 없는 고혈압의 이야기이지 심부전, 뇌졸중, 패혈증으로 인한 혈압 관리와는 전혀 별개이므로 주의해 주십시오).

이 책에서는 뚜렷한 hypovolemia 및 hypervolemia에 대응할 수 있는 것을 목표로 합니다. 뚜렷한 hypervolemia의 징후로는 체중증가, 부종, 흉수, 복수 등을 들 수 있습니다.[1] 그 외에 초음파를 통한 하대정맥의 평가도 중요하지만, 다양한 상황에 영향을 받는 것으로 알려져 있습니다.

경정맥 관찰도 중요한 정맥압을 측정하는 수단으로 중요하므로 꼭 익혀두셨으면 합니다(이 또한 YouTube에 많은 훌륭한 강의가 있습니다).

어쨌든 ECF의 상태를 파악하는 것은 여러 소견을 종합해서 판단하는 것이 좋다고 생각합니다.

참고문헌

1) Via G, Tavazzi G, Price S. Ten situations where inferior vena cava ultrasound may fail to accurately predict fluid responsiveness: a physiologically based point of view. Intensive Care Med. 2016; 42: 1164-7.

6

다음은 수액요법 메뉴

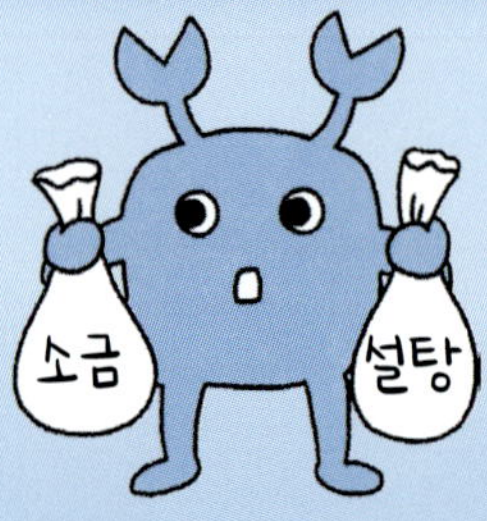

생리식염수와 5% 포도당액만으로 구성해 보자

ECF의 상태를 파악했다면 다음은 수액요법 메뉴입니다. 부족한 것은 더하고, 남는 것은 제거하는 것이 기본 방침이지요.

생리식염수와 5% 포도당만으로 수액요법 처방을 구성할 수 있나요?

혹시 질문의 의도를 모를 수도 있으니 다른 질문을 하나 더 드리겠습니다. 0.9% 식염수를 생리식염수라고 합니다.

0.9% 식염수를 주사로 체내에 투여하면, 어떤 비율로 분포하나요?

이 물음에 명확하게 대답하지 못하면 수액요법을 할 수 없습니다. 생각해도 잘 모르겠으면 먼저 그림 10 을 보십시오. 기존 그림을 옆으로 넘어뜨려 본 것입니다.

ICF : ECF= 2 : 1

사이질 : 혈관내= 3 : 1

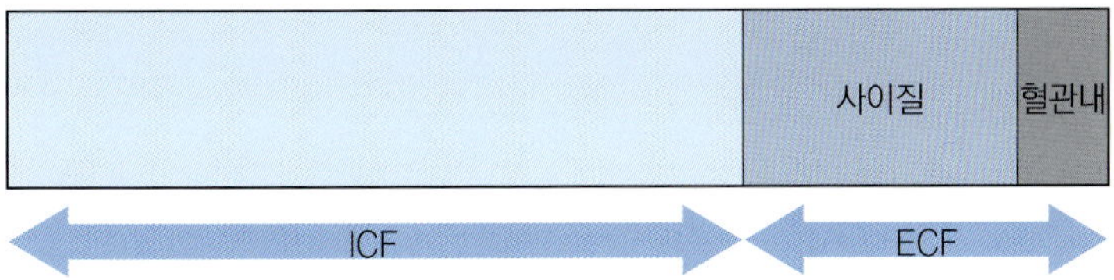

그림 10 기본 그림(옆으로 넘어뜨린 버전)

각각의 비율은 어떻게 되어 있습니까?

끈질긴 질문일 수도 있는데 이게 기본 중의 기본입니다.

이제 여기다 생리식염수를 넣어봅시다. 그러면 그림 11 과 같이 분포합니다. 즉,

사이질 : 혈관내 = 3 : 1

이 됩니다.

그러면 생리식염수 1,000 mL를 넣으면 어떻게 될까요? 간단합니다. 사이질 750 mL,

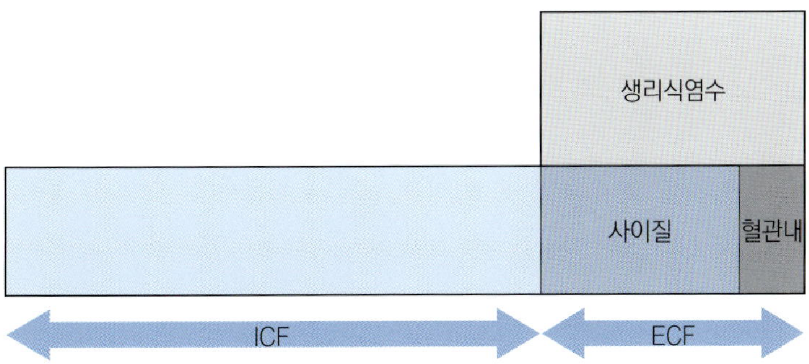

그림 11 생리식염수의 분포

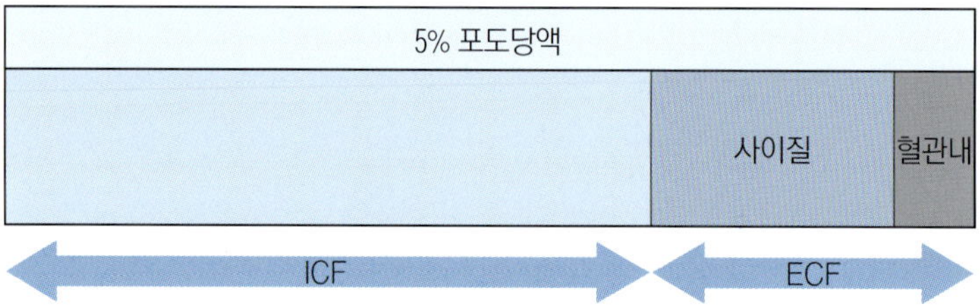

그림 12 5% 포도당액의 분포

혈관내 250 mL입니다. 생리식염수 500 mL라면? 사이질 375 mL, 혈관내 125 mL가 들어 있죠.

이것은 원칙입니다.

그럼 5% 포도당액 1,000 mL를 넣으면 어떻게 될까요? 포도당액은 그림 12와 같이 분포하니 ICF 666 mL, ECF 333 mL, ECF의 내용으로 사이질 250 mL, 혈관내 83 mL가 분포합니다.

이것도 원칙입니다.

포도당은 CO_2와 H_2O로 대사되기 때문에 free water가 됩니다. Free water는 무엇일까요? 담수입니다(이 책에서는 담수=유리수분이라고 설명합니다).

이것들이 머릿속에 들어 있으면 혈관내에 얼마나 넣을지를 이미지화하면서 수액요법 처방을 세울 수 있습니다.

7

SD(1 : 1)액과 (1 : 3)액

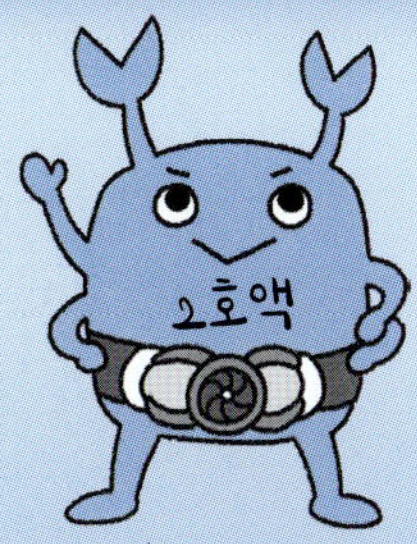

지금까지 의식한 적 있나요?

자주 사용되는 SD(염화나트륨포도당)(1:1)액이나 SD(1:3)액이 도대체 뭘까요? 생각해 본 적 있나요?

한마디로 이것들은 생리식염수와 5% 포도당액의 조합에 불과합니다. Na에 주목해 봅시다.

SD(1:1)액의 Na 농도는 Na=77 mEq/L입니다. 생리식염수는 Na=154 mEq/L이므로, **SD(1:1)액은 생리식염수와 5% 포도당액을 1:1로 혼합한 것**으로 볼 수 있습니다(그림 13).

그렇다면 SD(1:1)액을 1,000 mL 수액요법하면 어떻게 분포할까요?

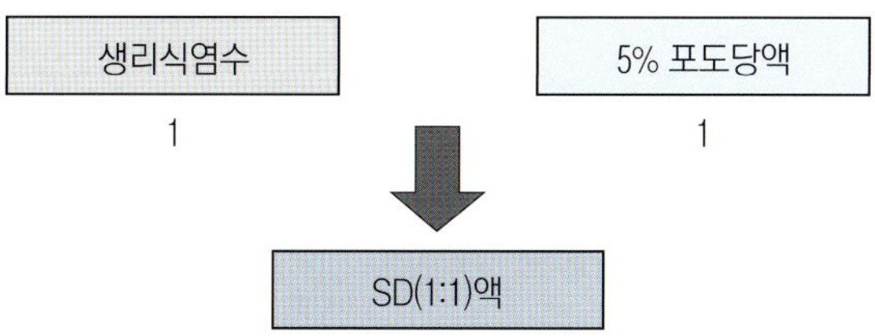

그림 13 SD(1:1)액의 조성

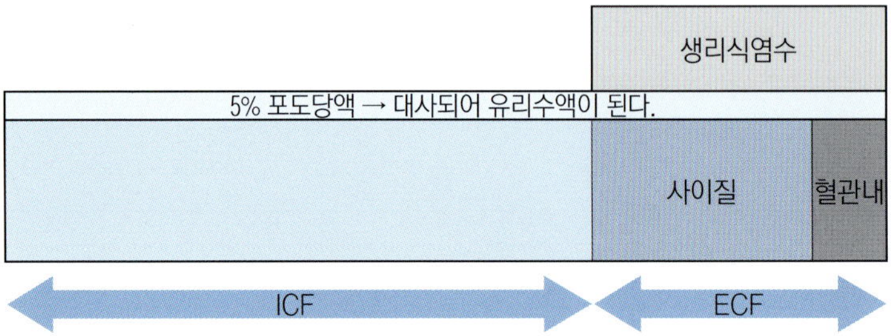

그림 14 SD(1:1)액의 분포

SD(1:1)액 1,000 mL는 생리식염수 500 mL와 5% 포도당액 500 mL를 넣은 것이므로, 생리식염수로서 사이질 375 mL, 혈관내 125 mL, 5% 포도당액은 유리수분으로서 ICF 333 mL, ECF 166 mL, ECF 분해로 사이질 125 mL, 혈관내 41 mL가 분포합니다(그림 14).

SD(1:3)액이라면 어떻게 될까요? SD(1:3)액의 Na 농도는 Na=38 mEq/L이므로 **생리식염수와 5% 포도당액을 1:3으로 혼합한 것**으로 볼 수 있습니다(그림 15).

SD(1:3)액 1,000 mL를 주입하면 어떻게 분포할까요?

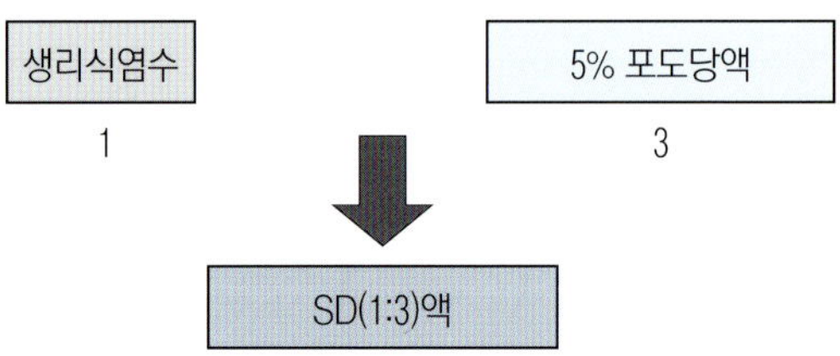

그림 15 SD(1:3)액의 조성

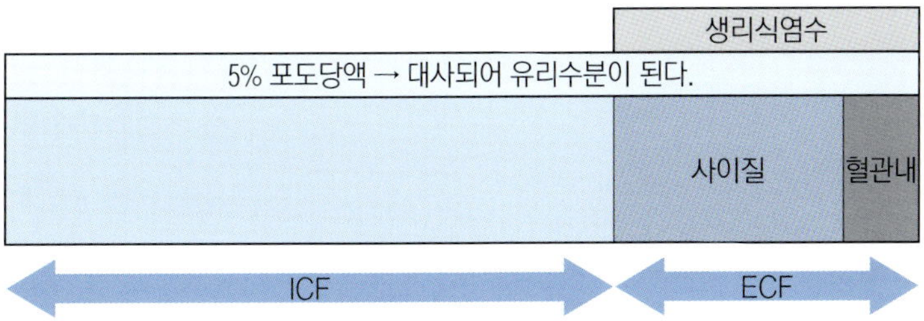

그림 16 SD(1:3)액의 분포

SD(1:3)액 1,000 mL는 생리식염수 250 mL와 5% 포도당액 750 mL를 넣은 것이므로, 생리식염수로서 사이질 188 mL, 혈관내 63 mL 분포하고, 5% 포도당액분은 유리수분으로서 ICF 500 mL, ECF 250 mL, ECF의 내용으로서 사이질 188 mL, 혈관내 63 mL가 분포합니다 그림 16.

이처럼 생리식염수로 ECF에 분포(자세한 내용은 사이질 : 혈관내 = 3 : 1)하고, 5% 포도당분은 유리수분으로서 ICF : ECF = 2 : 1로 분포한다는 것이 중요한 개념이 됩니다.

이번 항목을 반복적으로 이해할 때까지 읽어봐 주세요. SD(1:1)액 500 mL에서는? SD(1:3)액 1,500 mL에서는? 이렇게 자주 사용하는 메뉴를 잘 정리해서 의식해 봅시다. 그것만으로도 수액요법이 확연히 달라집니다. 판매처에 따라 Na 농도가 약간 달라서 위의 내용을 응용해 주시면 좋을 것입니다.

8

링거액의 고마움

젖산 링거와 아세트산 링거

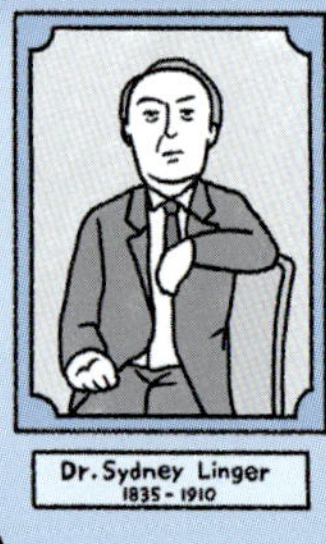

앞의 내용은 제대로 이해했나요? 완벽하게 자기 것이 될 때까지 반복해서 읽어 주세요. '백 번 읽으면 뜻이 저절로 통한다'는 말도 있으니까요.

그런데 실제 임상 현장에서는 생리식염수와 5% 포도당액으로 치료하는 사람은 별로 없죠? 그것은 **생리식염수만으로 수액요법을 하면, Cl가 너무 많아서 고Cl성 대사산증을 일으키기 때문**입니다.

또 다른 이유는 ECF가 Na, Cl로만 구성된 것이 아니기 때문입니다(그림 17). 그래서 좀 더 생리적으로 만들기 위해 K, Ca을 첨가한 링거액이 등장했습니다(개구리 실험으로 유명한 링거 박사가 명칭의 유래입니다). 여기에 완충제(buffer)로 젖산이나 아세트산을 첨가한 젖산 링거, 아세트산 링거, 그리고 중탄산을 첨가한 중탄산 링거 등이 탄생한 것입니다.

이런 역사가 있는 만큼 평상시 수액요법에는 주저하지 말고 젖산 링거를 사용하시기를 바랍니다. 참고로 대표적인 상품명은

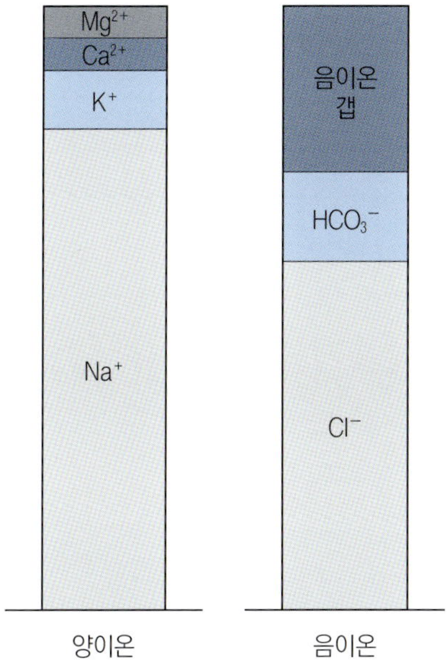

그림 17 ECF를 구성하는 이온

젖산 링거 ………………… 하트만용액
아세트산 링거 …………… 플라즈마용액A

라고 되어 있습니다 표 2 .

어쨌든,

- 생리식염수는 ECF에 분포한다.
- 5% 포도당액이 유리수분으로서 ICF : ECF = 2 : 1로 분포한다.
- 모든 수액요법은 생리식염수와 포도당액의 조합에 불과하다.

라고 이해하는 것이 중요합니다.

표 2 결정질 용액의 전해질 조성

수액제제	양이온(mEq/L)				음이온(mEq/L)		
	Na^+	K^+	Ca^{2+}	Mg^{2+}	Cl^-	젖산$^-$	아세트산$^-$
0.9% 식염수	154				154		
0.45% 식염수	77				77		
Ringer 용액	147.5	4	4.5		156		
Hartmann 용액	130	4	3		109	28	
Plasma 용액 A	140	5		1.5	98		27

※세포외액 성분의 주입액을 결정질용액(crystaloid)이라고 합니다. 이에 비해 알부민 제제 등을 교질용액(colloid)이라고 합니다.

9 어려운 수액요법이란

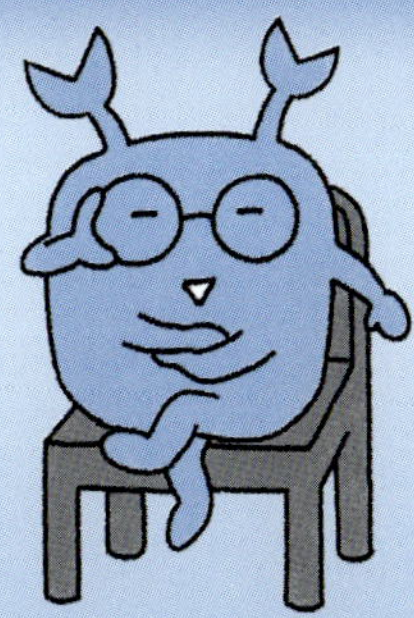

Out을 조절할 수 없는 병태의 수액요법

여기까지 지식이 있으면 수액요법을 처방할 수 있을 것입니다!

…… 실제로는 할 수 없죠? 왜 그런지 생각해 보신 적 있으신가요?

이론상으로는 생리식염수를 넣으면 사이질 : 혈관내는 3 : 1로 분포하여 ……이 되지만, 예를 들어 패혈증에서는 말초혈관이 확장되어 수액을 얼마나 해야 하는지를 가늠하기 어렵기도 하고, 패혈증의 영향으로 신장이 충분히 작동하지 못할 수도 있습니다. 또한, 화상의 경우 피부장벽이 망가져 점점 신체로부터 나오는 체액이 상실되기(그리고 그 상실하는 체액량을 측정할 수도 없다) 때문에 수액을 얼마나 주입해야 하는지 알 수 없다는 문제가 있습니다.

심부전인 경우에는 어떨까요? 이 경우 심박출량을 충분히 확보하지 못해 조직 저관류가 일어나 신장이 충분히 기능하지 못하는 경우가 종종 발생합니다(심부전일 때 소변량이 감소하는 경우가 종종 있는데, 이는 심부전으로 인해 신장에 장애가 생겼다고 봐도 무방합니다).

만성콩팥병의 경우에는 신장 자체의 기능이 떨어져 있으므로 소변을 충분히 만들 수 없습니다('충분히'의 의미는 단순히 요량뿐만 아니라 필요한 Na의 유지, 불필요한 Na의 배설, 유리수분의 조절 등도 포함합니다). 그러기 위해 얼마나 많은 수액을 주입해야 하는지 알 수 없습니다.

요컨대 이상적인 상황이라면 어렵지 않겠지만, 다양한 요소에 영향을 받는 상황에서는 어렵습니다. 그럼 어떻게 해야 할까요? 그것은

기저질환의 치료를 제대로 가장 먼저!

패혈증이라면 어떤 장기에 무슨 균이 붙어 있는지로 항균제를 사용하면서 치료하고 균이 밝혀지면 감수성에 따라 항생제의 단계적 축소(de-escalation), 필요에 따라 카테콜아민으로 순환을 돕거나, 필요하다면 인공호흡기를 사용하기도 합니다.

심부전 등도 병태에 따른 치료가 필요합니다. **최신 가이드라인도 참고하면서 수련 기간에 제대로 경험을 쌓는 것이 무엇보다 중요**합니다(JCS 2017/JHFS 2017 Guidelines for Diagnosis and Treatment of Acute and Chronic Heart Failure).

그럼 수액요법을 생각하는데 어떻게 해야 할까요? 그 대답은

요중 전해질을 보자!

입니다. 요중 Na 농도를 측정하여 요량과 곱하면 Na의 배설량을 알 수 있으므로 자신이 넣은 Na의 양을 계산하여 Na이 몸 안에 쌓여 있는지 아니면 상실되는지를 판단할 수 있습니다(K나 Cl도 마찬가지입니다).

이 외에도 활력징후, 경정맥압을 비롯한 신체 소견, 초음파 소견 등을 통해 체액량이 과다한지 부족한지를 판단하고, 이상적인 체액량이 될 수 있도록 수액요법 처방을 구성하는 작업이 필요합니다.

이것을 1시간 단위로 시행해야 하는 곳이 중환자실이고, 매일 하는 곳이 중증 1인실, 2-3일 간격으로 하면 일반병실. 이것이 환자를 병원의 어느 병실에 입원시킬지를 판단하는 기준 중 하나라고 생각합니다.

요중 전해질을 보는 장점은 모든 것의 결과로 요중 Na 농도가 정해져 있다는 것입니다. 요중 전해질 농도를 결정하는 요인은 매우 다양합니다(활력징후, ADH, 코티솔, 알도스테론, 이뇨제, eGFR, 심장 기능, 혈관작용제…). '이러한 상태에서 지금 이만큼의 Na이 소변으로 나온다!'라는 것을 이해하고 있다면 수액요법 처방에 능숙해질 것입니다.

10

알부민 제제의 사용법

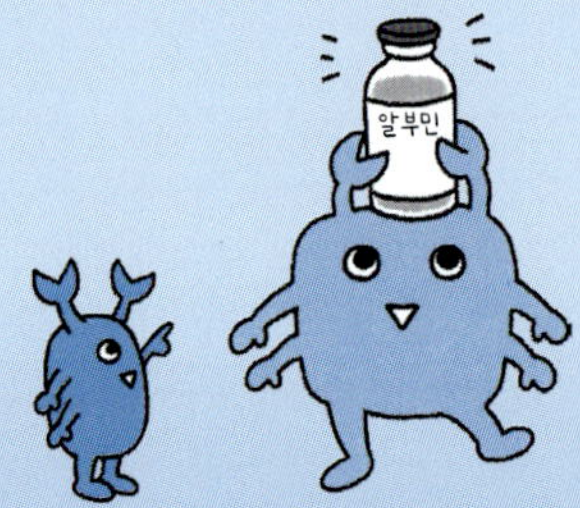

혈관내 용적을 원할 때의 처치

자, 체액량(2장—3)과 수액요법(2장—8)을 이해할 수 있으면 체액량 감소의 관리는 문제없을 것입니다. 여기서 제대로 알고 있는지 확인이 필요한데요. 그림 18을 봐주세요. 생리식염수는 ECF에 분포, 5% 포도당액은 ICF, ECF에 균등하게 분포, 맞죠?

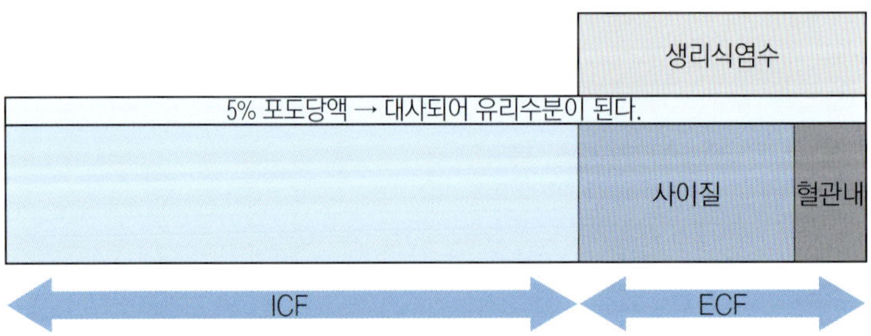

그림 18 생리식염수와 5% 포도당액의 분포(복습)

그럼 알부민은 어떻게 분포할까요?

ECF의 혈관내에만 분포합니다(그림 19).

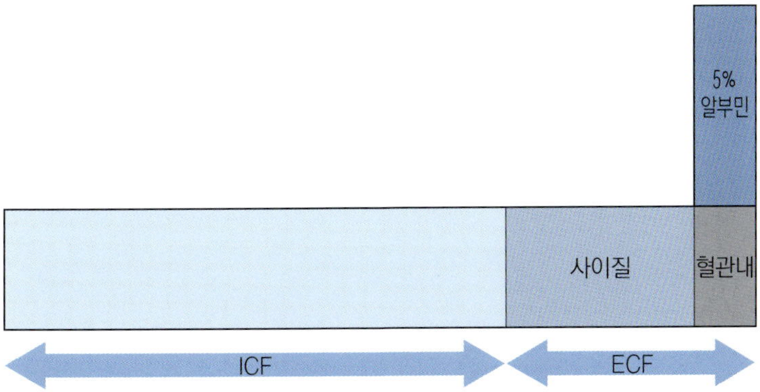

그림 19 알부민의 분포

조금 어려운 이야기지만, urea(요소)는 세포 내외를 자유롭게 움직이고, Na은 혈관벽을 자유롭게 통과하고, 알부민은 혈관벽을 통과할 수 없습니다. 일단 이런 것이라고 기억해 주세요(그림 20).

엄밀히 말해 5% 알부민은 혈관내에 머물러 있습니다. 이것은 혈관내 용적을 늘리기 위해 사용합니다.

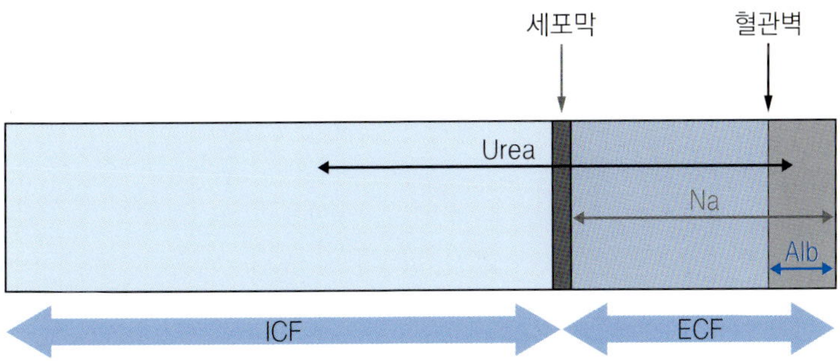

그림 20 요소, Na, 알부민의 이동

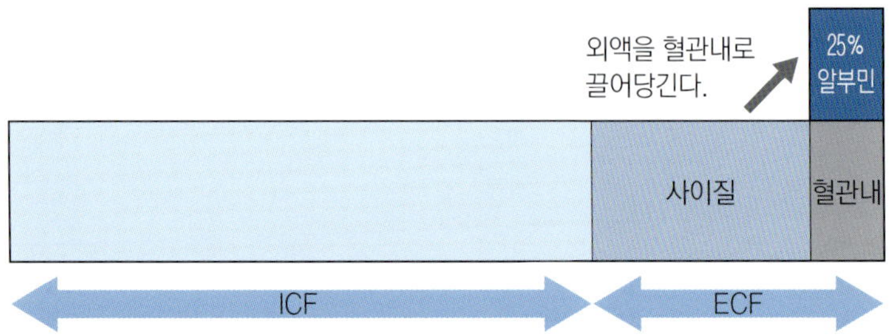

그림 21 25% 알부민의 작용

그렇다면 25% 알부민은 어떨까요? 5% 알부민에 비해 농도가 진합니다. 따라서 사이질에서 물을 끌어당겨 부종을 개선하는 데 사용한다고 보면 됩니다(5% 알부민이 혈관내에 분포하므로 25% 알부민이 5%가 될 때까지 물을 끌어당깁니다).

그렇다면 임상에서 흔히 사용되는 알부민 제제는 어떤 경우에 사용해야 할까요? 바로 **순환혈장량이 크게 감소했을 때**입니다. 구체적으로는 쇼크, 화상, 급성신증 등이 있습니다. 알부민 주사제 사용 보험 심사 기준은 보건복지부 고시 제 2016-145호에 있는 내용을 읽어보시길 권합니다. 내용을 표 3 으로 정리했습니다.

그 안에도 나와 있지만, **영양상태 개선을 위한 알부민 투여는 말도 안 되는** 일입니다(물론 임상 증상을 동반하지 않는 저알부민혈증에 사용할 필요 없습니다).

혈액제제이므로 동의서가 필요하고, 때에 따라서는 수혈 후 감염증 검사 등이 필요할 수도 있습니다. 각 병원의 수혈부서에 확인하는 것이 좋습니다.

표 3 Albumin 주사제 보험심사 기준

1. **허가사항 범위 내에서 만성 저단백혈증으로 인한 급성 합병증을 치료 시 혈중 알부민 검사치가 3.0 이하면서** 아래와 같은 기준으로 투여하는 경우에 인정하며, 동 인정기준 이외 3.5 미만의 저알부민혈증에 진료 시 필요하여 투여시는 약값 전액을 환자가 부담토록 함.
   가. 일반원칙
      1) 저단백혈증으로 인한 oncotic deficit(삼투압 결핍) 치료
      2) 저단백혈증으로 인한 혈장 또는 혈량결핍(plasma or volume deficit) 치료
   나. 적응증
      1) 쇼크(shock)
      2) 화상(burns): 30-50% 이상 중증화상인 경우 24시간 이후 투여를 원칙으로 함. 단, 24시간 이전이더라도 crystalloids를 투여하였으나 반응이 없는 경우 인정
      3) 성인호흡곤란증후군(adult respiratory distress syndrome)
      4) 심폐우회술(cardiopulmonary bypass)
      5) 신생아용혈병(hemolytic disease of the newborn)
      6) 급성 신증(acute nephrosis)
         가) 유효순환혈액량 부족 증상을 나타내는 경우
         나) 고용량 이뇨제 투여에도 저항성을 보이는 급성 신증의 부종 치료에 이뇨제와 병용투여 시 단기간(7-10일) 인정
      7) 아급성 또는 만성 저단백혈증(subacute or chronic hypoproteinemia)(만성신질환, 만성간질환 등)으로 인해 발생한 급성 합병증※의 치료
         ※ 급성합병증의 예:
            ① 쇼크(shock)
            ② 복수나 늑막삼출에 의한 호흡곤란(dyspnea)
            ③ 부종(edema)
            ④ 치료적 복수천자(대량의 복수천자로 인한 순환 불안정(circulatory instability)이 있는 경우 등): 복수 3-5 L 천자 시 1병(20% 100 mL), 5 L 이상 천자 시 2병(20% 100 mL) 인정
            ⑤ 자발적 세균성 복막염(spontaneous bacterial peritonitis): 진단 시 1.5 g/kg, 3일째 1 g/kg 투여 인정. 단, serum creatinine>1 mg/dL 또는 BUN>30 mg/dL 또는 total bilirubin>4 mg/dL이어야 함.
            ⑥ 간신증후군(hepatorenal syndrome): Type I에 혈관수축제와 병용 시 첫날 1 g/kg, 이후 2-15일 동안 20-40 g/day 인정
            단, ④ 치료적 복수천자, ⑤ 자발적 세균성복막염, ⑥ 간신증후군은 혈중 알부민 수치에 관계없음
   다. 금기사항(contraindication)
      1) 순환 혈장량의 증가에 따른 위험환자(예: 심부전, 폐부종, 핍뇨가 동반된 신부전 등)
      2) 심한 빈혈(severe anemia)
2. **허가사항 범위를 초과하여 아래와 같은 기준으로 투여 시 요양급여를 인정함.**
   가. 뇌지주막하 출혈환자에게 볼륨확장(volume expansion) 목적으로 5% 알부민주 투여 시 혈관조영(angiogram)이나 도플러(doppler), 자기공명영상진단(MRI) 등으로 vasospasm(뇌혈관 연축)이 확인된 경우에 한해 혈중 알부민 수치에 관계없이 1-1.5 g/kg/day 용량으로 7일까지 투여 시 요양급여를 인정하고, 그 이상 투여가 필요하여 투여한 경우에는 투여소견서를 첨부토록 함.
   나. 개심술시 osmorality(삼투압) 유지목적 또는 심근보호 목적으로 충전액이나 심정지액(cardioplegic sol.)에 추가하는 경우 통상 1-2병(함량 관계없이 100 mL/1병 포장단위)을 인정함.
   다. 혈장교환(plasma exchange) 시 사용한 알부민은 인정함[혈장분리교환술(plasmapheresis) 시 Eval Filter 사용하면 albumin은 인정하지 아니함].
   라. 신이식술시 plasmanate 대용으로 5% 알부민주 투여 시는 알부민 수치와 관계없이 수술 당시에 2-3병 정도 인정함.
   마. 개심술 후 48시간 이내에 20% 100 mL/1일 사용한 경우
   바. 간이식 및 간절제 수술 후 혈중 알부민 검사치가 3.0 초과 3.5 이하인 다음과 같은 경우 3주까지 인정함.
      1) 중등도(grade 3) 이상의 요흔부종(pitting edema)이 있는 경우 또는
      2) 1일 복수 배액량이 300 mL 이상 나오는 경우

11 체액량 과잉의 관리

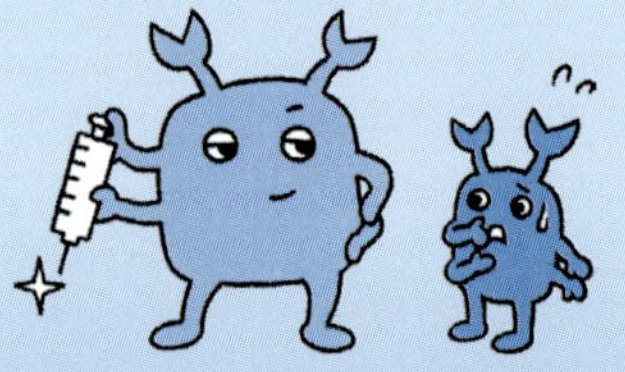

이뇨제 사용 시, 긴급 투석 시기

자, 2장-3과 2장-5를 완전히 습득하면 체액량 과잉을 이해할 수 있으므로 관리는 문제없을 것입니다.

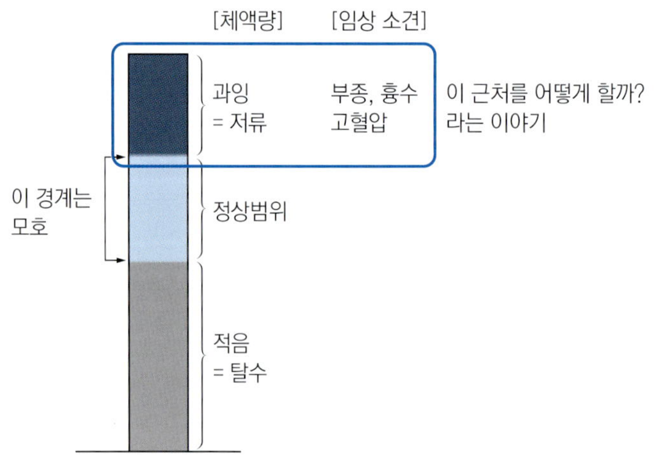

그림 22 체액량 과잉의 관리

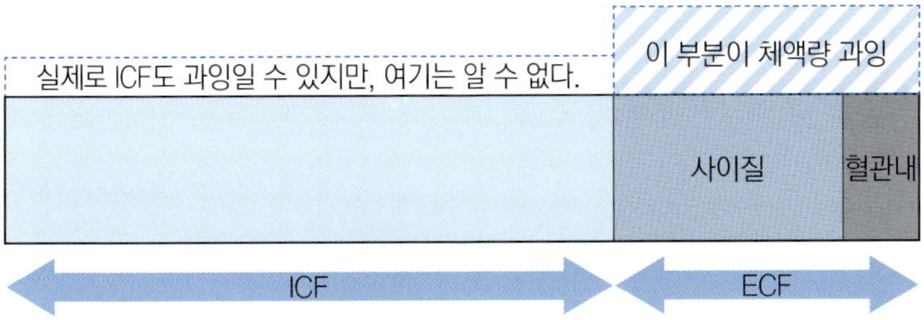

그림 23 ECF의 과잉

체액량 과잉은 체중증가가 있고 흉수나 부종, 고혈압이 있는 상태였지요(**2장–5 참조**, **그림 22**). 기본적으로 ECF의 과잉이기 때문에 **그림 23**의 빗금친 부분을 어떻게 할 것인지의 문제입니다.

어떻게 해서든 "이뇨제!"라고 말하고 싶은 사람이 많겠지만, **저염과 안정이 기본**입니다. 염분을 6 g/일 정도로 하여 안정을 취하는 것만으로도 몸 안의 Na이 음성균형(negative balance)이 되어 서서히 부종이 빠지는 것입니다(흉수도 줄어들고 체중도 줄어듭니다. 안정이라고 해도 고정으로 인한 합병증 예방 관점에서 어느 정도 움직일 필요는 있습니다). 특히 하지부종 등은 다리를 심장보다 높은 위치로 올려 개선할 수 있습니다.

안정과 저염으로 해결할 수 없을 때 비로소 이뇨제가 등장합니다. 예를 들어 심부전으로 호흡이 절박한 상황을 떠올려 보세요.

이뇨제는 무엇을 사용합니까?

먼저 많이 사용하는 고리작용이뇨제부터 설명하겠습니다. 여기서는 퓨로세마이드(furosemide)로 좁혀 설명하겠습니다. 다른 고리작용이뇨제는 역가 계산표가 있습니다[부메타니드(bumetanide) 1 mg = 토르세마이드(torasemide) 20 mg = 퓨로세마이드 40 mg = 에타크린산(ethacrynic acid) 50 mg].

고리작용이뇨제에는 강력한 이뇨 작용이 있습니다. '강력한'이란 '잘 쓰면 충분한 요량을 확보할 수 있다'라는 뜻입니다. 그리고 사용법의 요령은 '충분한 양을 사용한다'입니다.

'충분한 양'은 '역치(threshold)를 넘는 양'입니다. **고리작용이뇨제는 역치를 초과하면 이뇨작용이 발생하고, 역치를 초과하지 않으면 효과가 없는 유형의 약물**입니다(threshold drug이라고 합니다). 이것은 NEJM에도 써 있습니다.[1)]

그렇다면 구체적으로 어느 정도의 양을 사용하면 좋을까요? 여기에 대답하는 것은 매우 어렵습니다.

역치에 도달하게 되는 이뇨제의 용량을 최고용량(ceiling dose)이라고 하며 표 4에 정리하였습니다. 퓨로세마이드는 반감기가 짧으므로 이뇨효과를 얻는 용량에 도달하게 되면, 1회 투여용량을 올리는 것보다 투여빈도를 늘리거나 지속적인 정주요법을 사용하는 것이 효과적입니다.[2)]

해외의 유명한 연구인 DOSE에서는 각 군의 퓨로세마이드 양의 평균값은 130 mg으로, 생각보다 고용량으로 사용되는 경향이 있습니다.[3)]

표 4 퓨로세마이드의 최고용량(ceiling dose)

	Nephrotic syndrome	Chronic kidney diseases		Liver cirrhosis	Congestive heart failure
		Ccr 20~50 mL/min	Ccr <20 mL/min		
Furosemide IV (mg)	120	80~160	200	40	40~80
Furosemide PO (mg)	240	160	400	80	80~160

퓨로세마이드의 작용을 감소시키는 요소로 신기능 저하가 있습니다. 오래된 논문이지만 'eGFR<20 mL/min/1.73 m^2의 경우에는 120–160 mg'이라는 보고가 있었고,[4] Up To Date에는 '빈뇨성 급성 신장 손상 때는 정맥 퓨로세마이드 용량을 최대 500 mg까지 상향 조정할 수 있다'라고 명시되어 있습니다. 저는 '500 mg까지 사용하는 건가!?'라고 충격을 받았습니다만, 실제로는 100 mg/10 mL의 규격을 2개분=200 mg/20 mL까지는 자주 사용합니다(여전히 50 mL 주사기로 정맥주사할 마음은 들지 않습니다).

저알부민도 퓨로세마이드의 효과를 약화시킨다고 알려졌지만, 중증 저알부민혈증(2.0 mg/dL)에서는 퓨로세마이드 단독보다 알부민 정맥주사+퓨로세마이드군에서 더 많은 요량을 확보할 수 있었다고 합니다. 단지 매우 증례수가 적은(대상 환자가 담관암, 만성 콩팥병, 폐수종, 뇌종양 단 4개 예이며, 일상 임상에서 어려움을 겪는 심부전이나 신증, 간경변이 아님) 논문이므로 해석은 신중해야 합니다.[5] ARDS 환자에서 요량을 확보할 수 있었지만, 사망률은 변하지 않았다는 RCT가 있습니다.[6]

또 한 가지 더 강조하고 싶은 것은 저혈압이나 저산소혈증 시 효과가 떨어지기 때문에 생체징후가 불안정할 때는 혈압을 유지하거나 산소 투여하는 등 전신 상태를 개선한 후 투여해야 한다는 것입니다. 이 부분의 전신 상태를 회복하는 방법은 앞서 언급한 'ICU 수액력의 법칙'을 참조하는 것을 추천합니다.

한 가지 더, 경구로 전환할 경우 생체이용률(bioavailability)이 50%이므로 정맥주사의 두 배의 양이 됩니다.

다음은 싸이아자이드(thiazide)계 이뇨제입니다. 국내에서는 하이드로클로로싸이아자이드(hydrochlorothiazide)와 인다파미드(indapamide) 등이 고혈압에 사용됩니다.

'실제 체액량 과잉에는 어떻게 사용해야 할까?'라고 하면 고리작용이뇨제에 추가하여 사용합니다.

신기능 장애가 있는 환자(크레아티닌청소율 13.1±5.9 mL/min/1.73 m^2)에게 토르세마이드 50 mg을 단독 vs 토르세마이드 50 mg과 butizide 20 mg에서 요량이 약간 증가하고 Na 배설량이 증가했다는 논문[7]이 있으며, 신기능이 2.3–4.9 mg/dL인 5예에 대해 320–480 mg/day의 퓨로세마이드에 하이드로클로로싸이아자이드 25–50 mg 추가로 투여할 경우 체중이 감소하였다는 보고[8] 등에서 고리작용이뇨제 단독으로 요량을 확보할 수 없는 경우에는 고려해 볼 수 있습니다.

다른 하나는 톨밥탄(tolvaptan)(삼스카®)입니다. 이 약은 바소프레신 수용체 길항제입니다. 지금까지 '소변을 진하게', '소변을 묽게'라고만 말씀드렸는데, 바소프레신이 이 소변의 농도를 조절하는 역할을 합니다. 바소프레신은 항이뇨호르몬(anti-diuretic hormone, ADH)이라고 합니다. ADH는 집합관에 있는 V2 수용체에 작용합니다(그림 24). ADH가 작용하면 free water를 재흡수합니다. Free water란 **유리수분**을 말하지요. 그 결과 **소변이 진해집니다**(소변에서 담수를 빼면 소변이 진해지죠) 이 **ADH의 작용을 톨밥탄으로 차단하면 소변이 묽어집니다**. 반대로 혈청은 고Na혈증에 걸리기 쉬워집니다(그림 25).

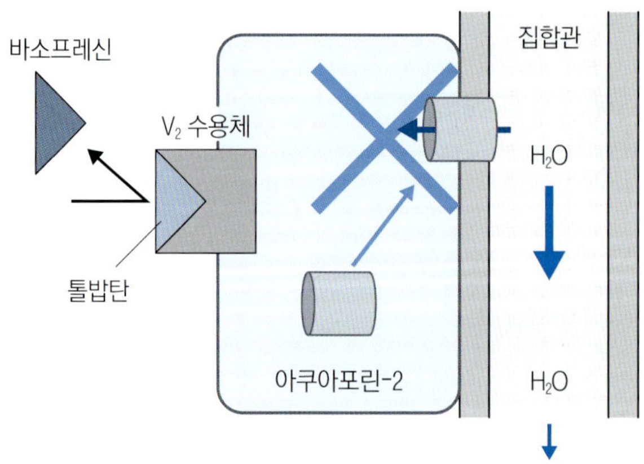

그림 24 바소프레신 수용체 길항제(톨밥탄)의 작용 기전

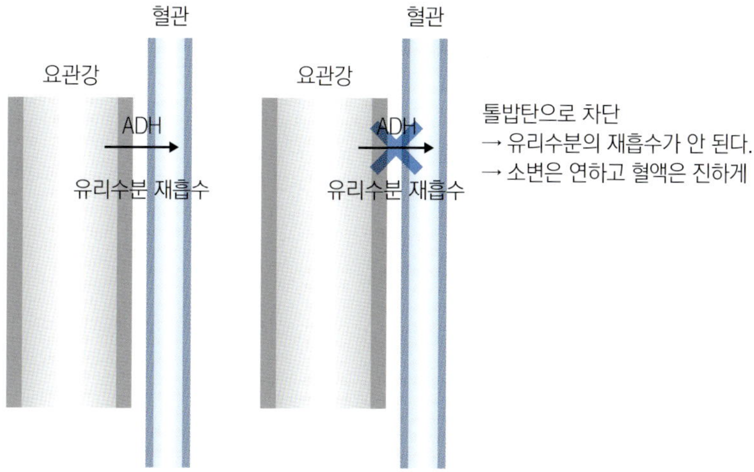

그림 25 톨밥탄의 작용

실제 임상에서 사용되는 것은 심부전으로 인한 체액량 과잉인 경우가 많습니다.

심부전의 상태에서는 혈청 ADH가 높은 것으로 알려져 있습니다.[9] 심부전의 병리생리 이야기를 하려면 그것만으로도 책 한 권이 되기 때문에 간단히 설명하겠지만, 심부전 상태에서는 '**울혈인데도 몸에 수분을 채우는 기전이 활성화되어 악순환에 빠져 있다**'는 것을 종종 볼 수 있습니다. 이 몸에 수분을 축적하는 기전 중 하나가 RAA계의 항진이고, ADH 분비의 항진입니다. 톨밥탄은 ADH 분비의 항진에 대해 ADH를 차단함으로써 울혈을 해제하려는 치료 방법입니다. 톨밥탄으로는 실제로 예후는 개선되지 않았지만 울혈 해제에는 도움이 되었다는 EVEREST 연구가 있습니다.[10,11] 이 연구의 하위 분석을 보면 신기능 저하 예에서 혈압 저하나 신기능 악화를 일으키지 않고 사용할 수 있었다는 보고도 있습니다.[12] 다만, 유사한 시험인 TACTICS-HF, SECRET-CHF에서는 체액량 관리에는 도움이 되지만, 증상 개선에는 제한적이었습니다. 심부전 치료제로서 만능이 아니라는 점에 유의해야 합니다.[13,14] 2장—5에서도 말했지만, 심부전은 체액량 과잉을 동반하

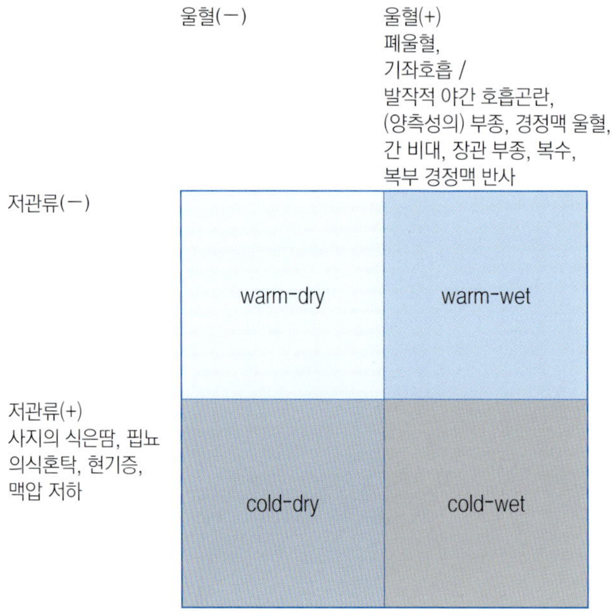

그림 26 Stevenson/Nohria 분류

는 경우가 많은데 체액량 과잉을 관리하는 것만으로는 충분하지 않다는 인식이 있어야 합니다. 심부전 관리에 대해서는 Stevenson/Nohria 분류(**그림 26**)와 임상 시나리오(**표 5**)를 잘 이해하여, 전공의 때 순환기내과에서 수련할 수 있도록 합니다.

체액량 과잉의 관리라는 관점에서는 아세타졸아마이드(acetazolamide)나 포타슘보전 이뇨제는 잘 사용하지 않는 것 같습니다.

그렇지만 매우 오래된 논문에서는 아세타졸아마이드가 심부전에 사용되었다는 보고도 있고,[15,16] 간경변 등의 환자에게 이뇨작용이 있었다는 보고[17] 등이 있었습니다. 그러나 체액량의 관점이라기보다는 퓨로세마이드의 영향으로 인한 대사알칼리증→HCO_3^- 증가

표 5 임상 시나리오 분류

(Mebazaa A, et al. Crit Care Med. 2008;36:S129—39에서)

임상 시나리오	특징
CS1	SBP>140 mmHg 급격하게 발생한다. 주된 병태는 미만성 폐수종 전신성 부종은 경도(환자는 euvolemia나 hypovolemia일 수도 있다) 급성의 충만압 상승, EF는 유지되고 있는 경우가 많다. 병태적으로는 vascular failure
CS2	SBP 100-140 mmHg 느린 증상 발생으로 체중증가를 동반 주된 병태는 전신성 부종 폐수종은 경도 만성 충만압 상승, 정맥압, 폐동맥압 상승 장기장애(신장장애, 간기능이상, 빈혈, 저알부민혈증)
CS3	SBP<100 mmHg 급격한 증상 발생 또는 느린 증상 발생 주된 병태는 저관류 전신성 부종, 폐수종은 경도 충만압 상승 아래의 두 가지 병태가 있다. 　뚜렷한 저관류, 심원성 쇼크 　저관류, 심원성 쇼크가 확인되지 않음
CS4	급성심부전의 증상, 징후 급성관상동맥증후군의 진단 트로포닌의 단독 상승만으로는 CS4로 분류하지 않음
CS5	급격한 증상 발생 또는 느린 증상 발생 폐수종이 없음 우심실 기능부전 전신성 정맥울혈 소견

에 따른 CO_2 저류가 문제가 되는 폐질환 환자에게 병용하는 것이 현실적인 것 같습니다(Up To Date에는 다음과 같이 적혀 있습니다; his effect may be particularly important in patients with hypercapnic chronic lung disease in whom conventional diuretic therapy can produce metabolic alkalosis ; the compensatory hypoventilation induced by the rise in arterial pH can exacerbate the hypoxemia and retard weaning from mechanical ventilation).

마지막은 칼륨보전이뇨제입니다. 아밀로라이드(amiloride), 트라이앰트린(triamterene), 스피로놀락톤(spironolactone), 에플레레논(eplerenone), 에삭세레논(esaxeremome)이 있습니다. 이중 아밀로라이드와 트라이앰트린은 다른 강력한 이뇨제와 병용하거나 Liddle 증후군의 치료에 사용합니다.

스피로놀락톤(알닥톤®), 에플레레논(에프레논®), 에삭세레논은 무기질부신피질호르몬 수용체(MR 수용체)의 대항제(MR blocker)이며, 1세대(스피로놀락톤), 2세대(에플레레논), 3세대(에삭세레논)로 세대를 거치면서 MR 수용체에 대한 선택성이 높아져 부작용이 줄어들고 있습니다('에삭세레논이 이뇨제인가'라는 의문이 있지만, 작용기전으로 볼 때 이쪽으로 분류된다고 생각합니다). 스피로놀락톤은 이뇨제로 사용하면 나트륨 배설량을 1-2% 증가시키지만,[18] 현실적으로는 고리작용이뇨제와 병용하는 것이 좋습니다. 간경변의 복수 조절에 사용되지만, 이것은 **4장-5**에서 나중에 설명하죠. 오히려 고혈압이나 심부전, 원발알도스테론증의 치료제로서 효과가 더 중요하다고 생각합니다.

이상을 정리하면, 체액량 과잉의 약물 치료는 고리작용이뇨제와 톨밥탄이 핵심입니다.

이뇨제 불응 시에는 혈액투석의 적응입니다. 이뇨제 불응을 정의하기는 어렵지만, 고용량의 퓨로세마이드(1.0-1.5 mg/kg)를 투여해도 요량이 200 mL/2시간 미만이면 불응으로 간주하는 것이 합리적이라고 생각합니다.[19]

참고문헌

1) Ellison DH, Felker GM. Diuretic treatment in heart failure. N Engl J Med. 2017; 377: 1964-75.
2) 전은실, 이뇨제 사용의 원칙과 실제. 대한내과학회지 2011; 80(1): 8-14.
3) Stevenson LW, Goldsmith SR, Lewinter MM, et al. Diuretic strategies in patients with acute decompensated heart failure. N Engl J Med. 2011; 364: 797-805.
4) Brater DC, Anderson SA, Brown-Cartwright D. Response to furosemide in chronic renal insufficiency: rationale for limited doses. Clin Pharmacol Ther. 1986; 40: 134-9.
5) Inoue M, Okajima K, Itoh K, et al. Mechanism of furosemide resistance in analbuminemic rats and hypoalbuminemic patients. Kidney Int. 1987; 32: 198-203.
6) Martin GS, Moss M, Wheeler AP, et al. A randomized, controlled trial of furosemide with or without albumin in hypoproteinemic patients with acute lung injury. Crit Care Med. 2005; 33: 1681-7.
7) Fliser D, Schröter M, Neubeck M, et al. Coadministration of thiazides increases the efficacy of loop diuretics even in patients with advanced renal failure. Kidney Int. 1994; 46: 482-8.
8) Wollam GL, Tarazi RC, Bravo EL, et al. Diuretic potency of combined hydrochlorothiazide and furosemide therapy in patients with azotemia. Am J Med. 1982; 72: 929-38.
9) Nakamura T, Funayama H, Yoshimura A, et al. Possible vascular role of increased plasma arginine vasopressin in congestive heart failure. Int J Cardiol. 2006; 106: 191-5.
10) Gheorghiade M, Konstam MA, Burnett JC, et al. Short-term clinical effects of tolvaptan, an oral vasopressin antagonist, in patients hospitalized for heart failure: the EVEREST Clinical Status Trials. JAMA. 2007; 297: 1332.
11) Konstam MA, Gheorghiade M, Burnett JC, et al. Effects of oral tolvaptan in patients hospitalized for worsening heart failure: the EVEREST Outcome Trial. JAMA. 2007; 297: 1319-31.
12) Vaduganathan M, Gheorghiade M, Pang PS, et al. Efficacy of oral tolvaptan in acute heart failure patients with hypotension and renal impairment. J Cardiovasc Med. 2012; 13: 415-22.
13) Felker GM, Lee KL, Bull DA, et al. Diuretic strategies in patients with acute decompensated heart failure. N Engl J Med. 2011; 364: 797-805.
14) Konstam MA, Kiernan M, Chandler A, et al. Short-term effects of tolvaptan in patients with acute heart failure and volume overload. J Am Coll Cardiol. 2017; 69: 1409-19.
15) Schwartz WB, Relman AS, Leaf A. Oral administration of a potent carbonic anhydrase inhibitor(diamox). III. Its use as a diuretic in patients with severe congestive heart failure due to cor pulmonale. Ann Intern Med. 1955; 42: 79-89.
16) Relman AS, Leaf A, Schwartz WB. Oral administration of a potent carbonic anhydrase inhibitor(diamox). N Engl J Med. 1954; 250: 800-4.
17) 遠藤 馨. Diamoxの臨床経験 殊に腹水患者における利尿効果について. 日本臨牀. 1957; 15: 1720-7.
18) Rose BD. Diuretics. Kidney Int. 1991; 39: 336-52.
19) Koyner JL, Davison DL, Brasha-Mitchell E, et al. Furosemide stress test and biomarkers for the prediction of AKI severity. J Am Soc Nephrol. 2015; 26: 2023-31.

3 Chapter

Na 이상에 강해지자

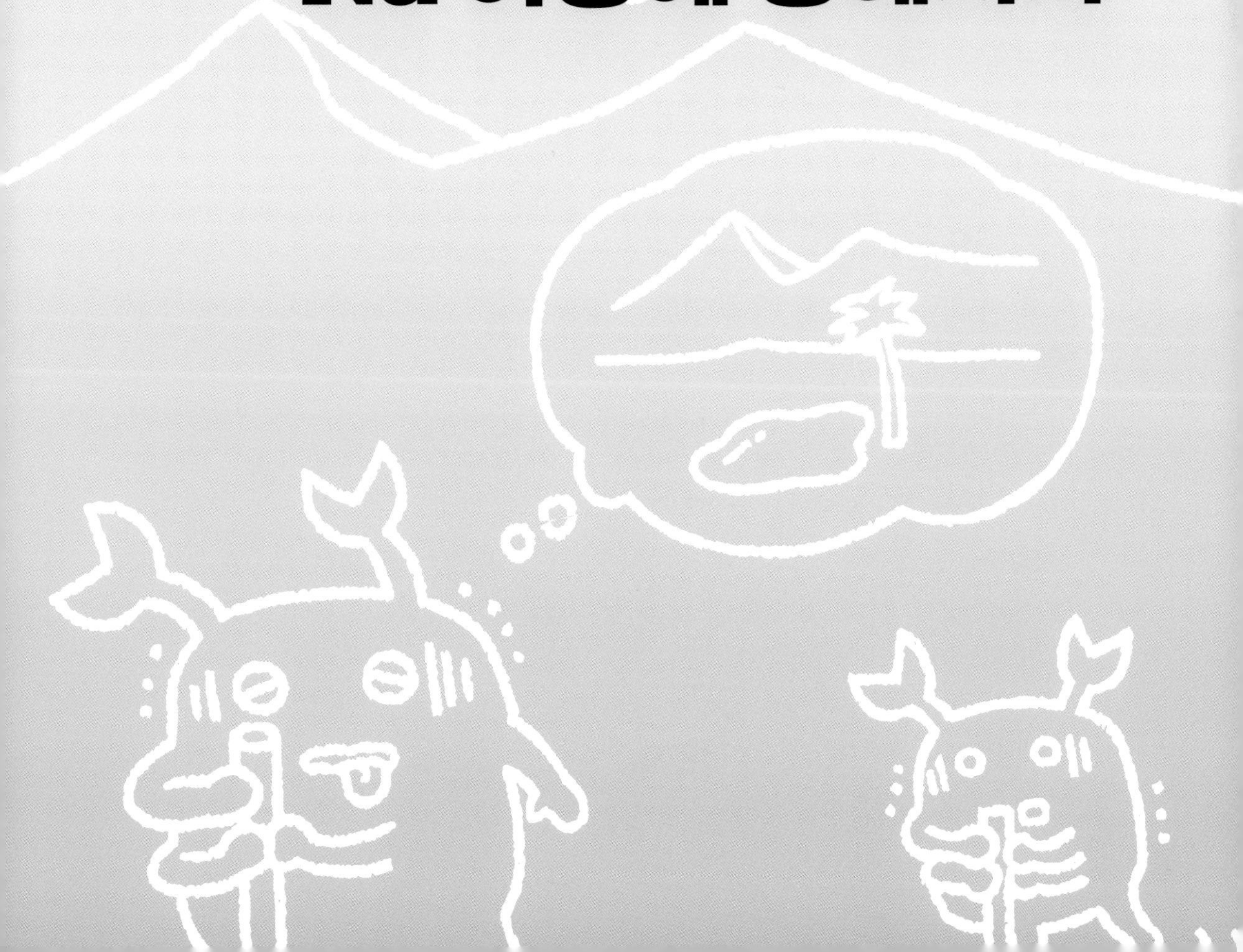

1

저Na혈증

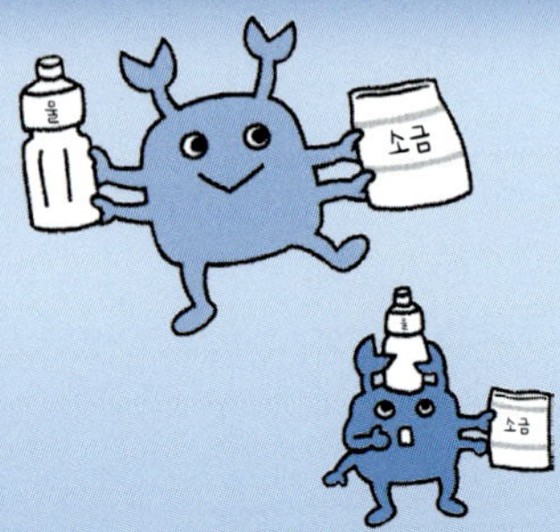

Na 이상은 Na와 H_2O의 평형 문제

앞 장까지 다룬 체액량에 대해서는 어느 정도 파악할 수 있게 되었나요? 담당한 환자를 성심껏 진찰하고, 점적을 결정하고 되먹임을 주고받으면서 실력을 키워나가야 합니다. 이 부분이 임상의 처음과 끝이라고 할 만큼 중요한 부분이라고 생각합니다.

이번 장에서는 Na 이상에 관해 설명합니다. 많은 사람이 어려워하는 부분인데, 앞서 언급했듯이(**1장－2 참조**), 체액량과 Na 농도를 혼동해서 잘 모르시는 분들이 많습니다. '체액량'은 '체액량'으로(앞 장 참조), 'Na 농도'는 'Na 농도'로 파악하는 것이 이해의 지름길입니다.

Na 농도의 정상범위는 140 mEq/L(대략 135–145 mEq/L)였지요. 이 정상범위보다 높으면 고Na혈증, 낮으면 저Na혈증이라고 합니다(임상적으로 측정 오차 등도 있으므로 임상적 증상을 동반할 때라고 생각해 주십시오).

Na 농도는 혈관내 Na의 양과 H_2O의 양으로 결정됩니다(**그림 1**). H_2O가 일정하다면, Na의 양이 적으면 저Na혈증, Na의 양이 많으면 고Na혈증이 됩니다. 쉽게 이해하시겠죠?

이전에 배운 것을 복습합시다(**그림 2**). 이처럼 체액량에도 정상범위가 있어, 이를 넘었을 때를 저류, 적을 때를 탈수라고 합니다.

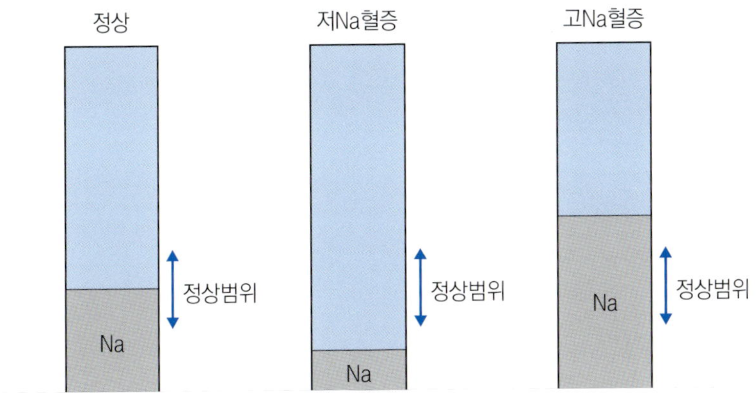

그림 1 Na 농도의 파악 방법

증상을 동반하는 Na 이상을 병적으로 파악!

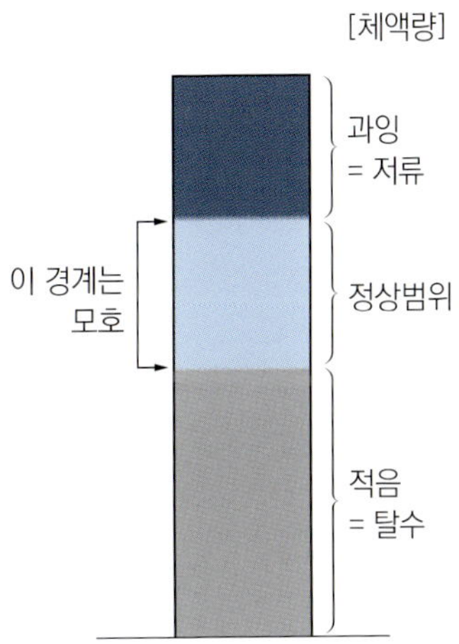

그림 2 체액량의 상태

그림 1과 함께 체액량 3종류 × Na 농도 3종류의 9종류가 있다.

즉, 체액량에 '저류' '정상' '탈수'의 3종류가 있고, Na의 농도에도 '높음' '정상' '낮음'의 3종류가 있습니다. 그래서 그 조합은 3× 3=9가지가 있습니다. 그래서 '저류이면 저Na혈증', '탈수면 고Na혈증'이라고 일괄적으로 말할 수 없습니다.

사실 이 점은 **1장-2**에서도 한 번 설명했습니다. 앞에서보다 이해하기 쉽다고 느끼셨다면 공부가 진행되었다는 증거입니다.

2 저장성탈수와 고장성탈수

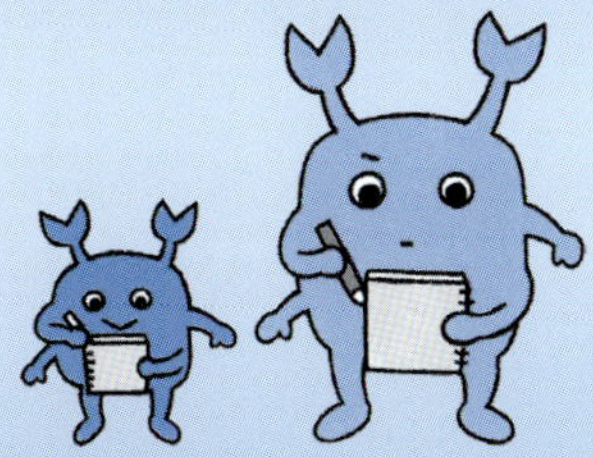

요점은 체액량과 Na 이상의 조합

이것도 아는 사람이 읽으면 앞 장과 같은 이야기입니다. '저장성탈수'나 '고장성탈수'를 그림으로 나타내면 어떻게 될까요?

우선 탈수이기 때문에 체액량이 정상범위보다 적네요(그림 3). 게다가 Na 농도에도

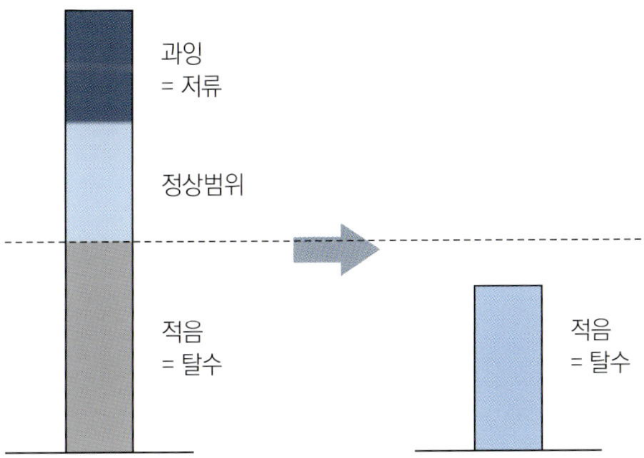

그림 3 탈수의 이미지

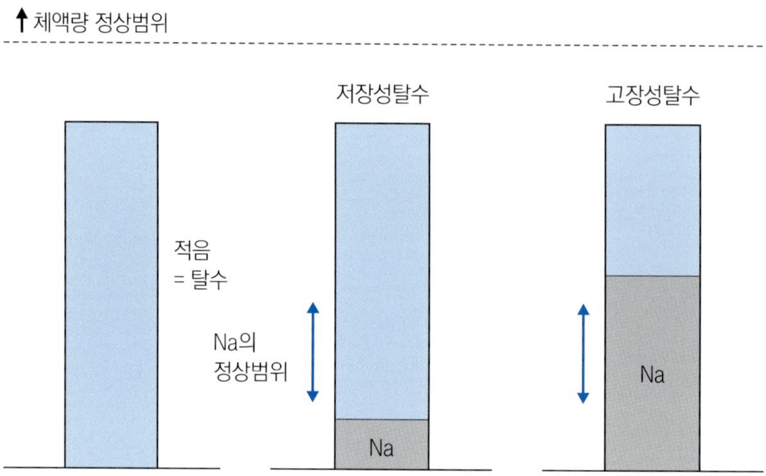

그림 4 저장성탈수와 고장성탈수

이상이 일어나고 있습니다(그림 4).

저장성탈수는 체액량이 감소하고 있는 것 외에도 Na 농도가 낮은 상황입니다.

고장성탈수는 체액량이 감소하고 있는 것 외에도 Na 농도가 높은 상황입니다.

다시 말해

저장성탈수 = Na이 물보다 더 많이 손실됨

고장성탈수 = 물이 Na보다 더 많이 손실됨

입니다.

3 먼저 체액량을 판단하자

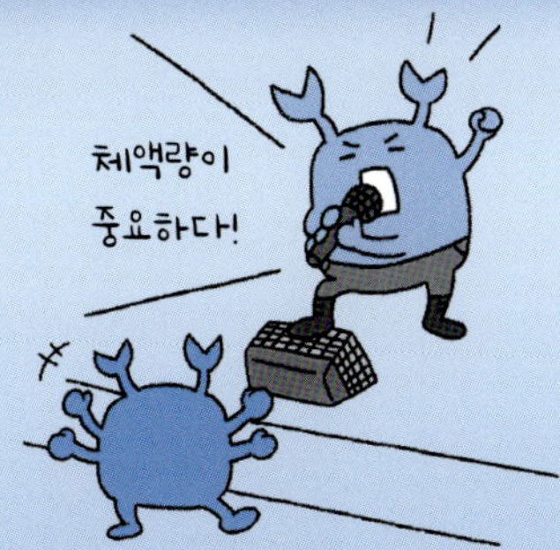

임상의가 알아야 할 처음이자 마지막

지금까지 '체액량'은 '체액량'으로, 'Na 농도'는 'Na 농도'로 조정한다고 배웠습니다. 좀 더 구체적으로 생각해 봅시다.

먼저 이미지가 중요합니다.

제대로 소견이 잡혔다는 전제하에 체액량이 적은(탈수) 상태에서 Na이 정상범위였다고 가정합시다(그림 5). 이런 경우라면 간단합니다. 적절한 농도의 생리식염수를 추가하기만 하면 됩니다. 이 경우에는 생리식염수의 수액요법으로 충분합니다(그림 6).

다음으로 체액량 과잉 상태, 고Na혈증인 상황(그림 7)은 어떨까요? 이를 정상범위로 가져오기 위해서는 그림 8 과 같이 수분과 Na 모두 제거해야 합니다.

이것이 임상적으로 얼마나 어려운지 아십니까? 부족한 부분을 보충하기 위해 생리식염수부터 5% 포도당액까지 다양한 방법이 있지만, **몸에서 수분과 염분을 빼내는 방법은 이뇨제뿐입니다**(혈액투석하는 방법도 있지만, 언제든 이 방법을 사용할 수는 없습니다). 또한, 이뇨제로 요량을 확보할 수 있지만, 소변의 성분을 조절할 수는 없습니다. 따라서 실

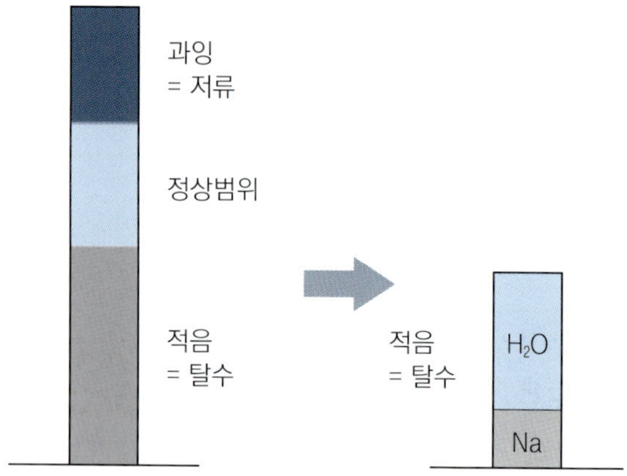

그림 5 탈수 + Na 정상

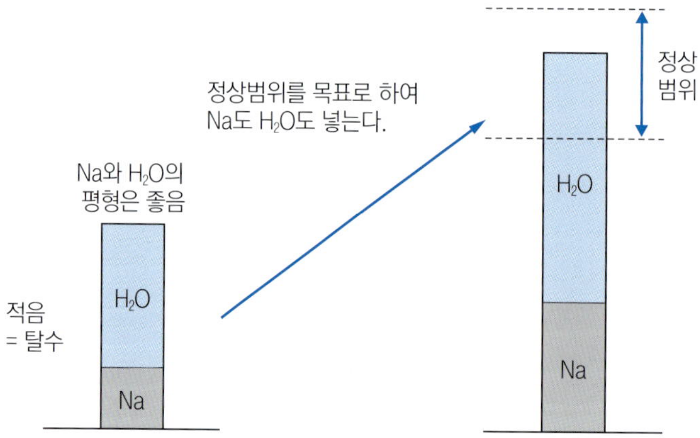

그림 6 탈수 + Na 정상의 치료

제로 5% 포도당액으로 나트륨 농도를 희석하면서 이뇨제로 체액량을 줄여나간다는 것이 됩니다. 고리작용이뇨제로도 저장~등장의 소변이 나오기 때문에 완전히 통제하기는 어렵습니다. 덧붙여, 과잉으로 고Na혈증 상황을 자주 마주치는 일은 없습니다.

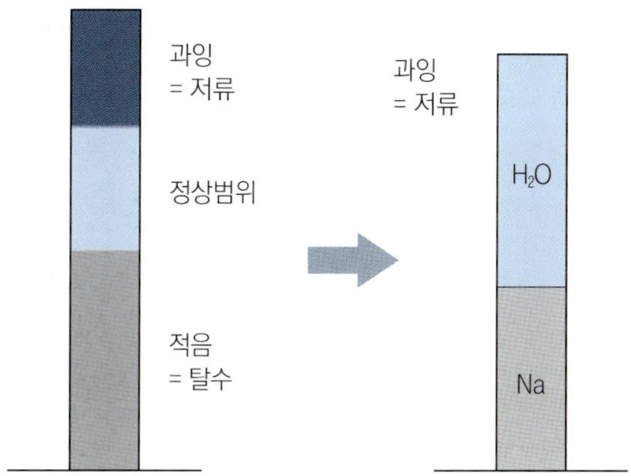

그림 7 저류 + 고Na혈증

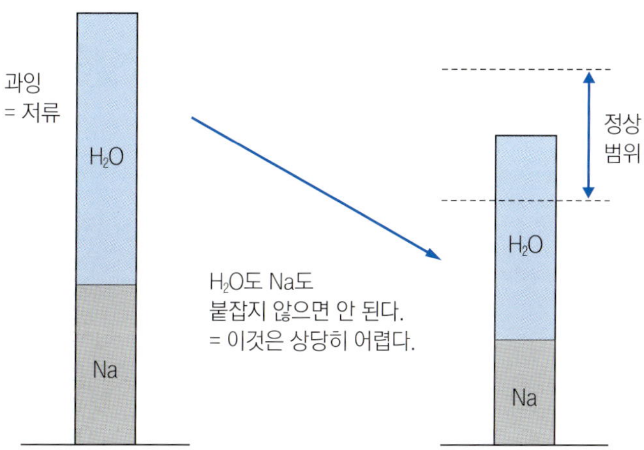

그림 8 저류 + 고Na혈증의 치료

4

저Na혈증의 임상 증상

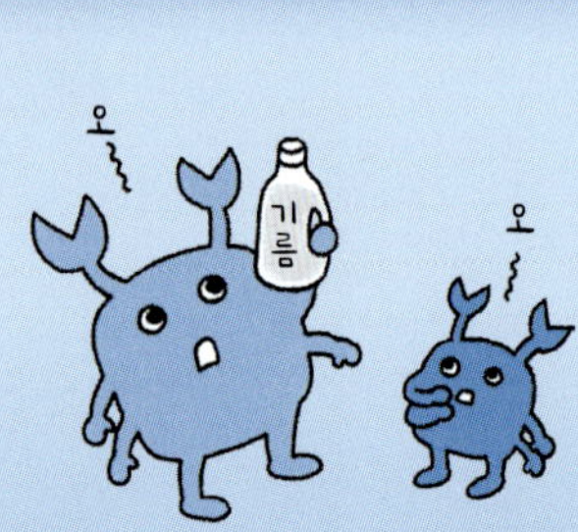

임상에서 가장 많이 만나는 전해질 이상

여기서, 기본적인 지식의 복습을 해봅시다.

저Na혈증은 일상 임상에서 가장 많이 만나는 전해질 이상입니다. ICU 환자 중 약 18%가 저Na혈증이었다는 보고가 있습니다.[1] 일반 병상을 포함한 제 초기 수련병원에서는 11,890검체 중 562검체(약 5%)가 134 mEq/L 이하의 저Na혈증 상태였고, 129 mEq/L 이하는 57건(0.5%)으로 보고되었습니다.[2]

실제 임상에서는 노인 병원에서 28%가 저Na혈증이었다는 보고가 있었습니다.[3] 즉, 노인이 의식 장애 등으로 실려 오면 반드시 저Na혈증을 감별해야 한다는 것을 시사합니다.

그럼 저Na혈증에서는 어떤 증상이 나타날까요? 교과서에서는

125 mEq/L 이상	무증상(때로는 두통, 구토, 기억력 저하)
120-125 mEq/L	착란과 식욕 부진
115-120 mEq/L	불안, 경면, 혼미
115 mEq/L 미만	경련이나 혼수

등이 있습니다만, 실제 증상은 다양하며, 110 mEq/L에서도 전혀 증상이 없는 사람도 있습니다. 아마도 저Na혈증이 얼마나 빨리 진행되었는지의 문제와 감수성의 차이일 것입니다.

임상에서 중요한 것은 **메스꺼움, 불안, 의식장애**가 있는 경우 저Na혈증이 있을 수 있다는 생각으로 검사를 시행해야 합니다(물론 두개내 질환을 먼저 배제한다는 전제하에).

Na 농도 이상을 볼 때 중요한 것은? **전해질 이상을 보면 반드시 소변의 전해질, 삼투압을 봐야** 합니다(**1 장－ 5 참조**).

여기까지 정리해 보면

- 체액량의 파악(저류/정상/탈수)
- Na 농도의 파악(높음/정상/낮음)

에 더하여,

- 요전해질을 볼 것

에 따라 Na이 몸에서 나온 상태나 물의 재흡수 상태를 확인할 수 있습니다.

교과서적으로는 '거짓저Na혈증(pseudohyponatremia)'이라는 유명한 병태가 있지만 일상 임상에서는 문제 되지 않을 것입니다. 고중성지방혈증이나 혈청 단백질이 높은 상황(파라단백혈증이나 다발골수종 등)인 경우(그림 9)처럼 지질이나 단백질로 부풀려진 부분이 H_2O로 계산되어 외관상 저Na혈증이 발생한다는 것입니다(laboratory artifact). 논문은 별로 없습니다만, '의중지'에는 고중성지방혈증(3,955 mg/dL) 시 Na＝124 mEq/L라는 초록이 있었습니다.[4)]

역자 주: 의중지(医中誌) - 의학중앙잡지 간행회가 제공하는 의학문헌 정보 인터넷 검색 서비스입니다. 그 역사는 1903년 의학중앙잡지 창간으로 거슬러 올라갑니다. 이후 책자형에서 CD-ROM판, 그리고 웹판으로 변화하면서 일본 최고의 의학논문 데이터베이스를 구축해왔습니다.

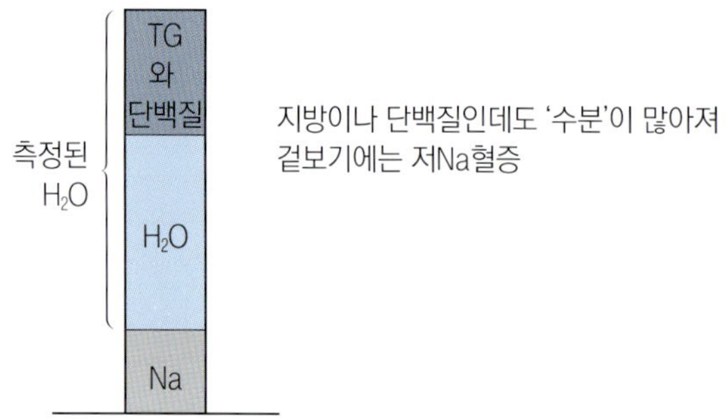

그림 9 거짓저Na혈증

또한 총콜레스테롤이 1,194 mg/dL로 Na = 121 mEq/L였다는 보고가 있습니다[5](이 논문에는 지질이 높을 때의 Na 계산식이 실려 있으므로 관심 있는 분은 참고해 주세요).

엄밀히 말하면 혈청의 삼투압(sOsm)은 Na × 2이므로 sOsm이 정상인데 저Na혈증이 있는 경우라고 할 수 있습니다(통상적인 저Na혈증은 sOsm이 낮습니다). 하지만 이런 희귀한 병태를 잘 아는 것보다 통상적인 병태를 제대로 읽을 수 있는 것이 더 중요합니다. 처음부터 삼투압의 변화가 있다고 생각하고 sOsm을 측정하는 사람은 이 책의 독자 중에는 많지 않을 것입니다.

참고문헌

1) Funk G-C, Lindner G, Druml W, et al. Incidence and prognosis of dysnatremias present on ICU admission. Intensive Care Med. 2010; 36: 304-11.
2) 太田耕造, 木村時久. 古川市立病院における低 Na 血症及び SIADH の頻度と原因疾患について. 古川市立病院誌.2000; 4: 3-7.
3) Naka T, Kohagura K, Kochi M, et al. Hyponatremia and mortality among very elderly residents in a geriatric health service facility. Clin Exp Nephrol. 2018; 22: 1404-10.
4) 川嶋明香, 菅野潤子, 酒井秀行, 他. 著明な高トリグリセリド血症による偽性低 Na 血症を伴った糖尿病性ケトアシドーシスの 1 例. 小児科臨床. 2017; 70: 460-4.
5) Adashek ML, Clark BW, Sperati CJ, et al. The hyperlipidemia effect: pseudohyponatremia in pancreatic cancer. Am J Med. 2017; 130: 1372-5.

5 저장성탈수의 관리

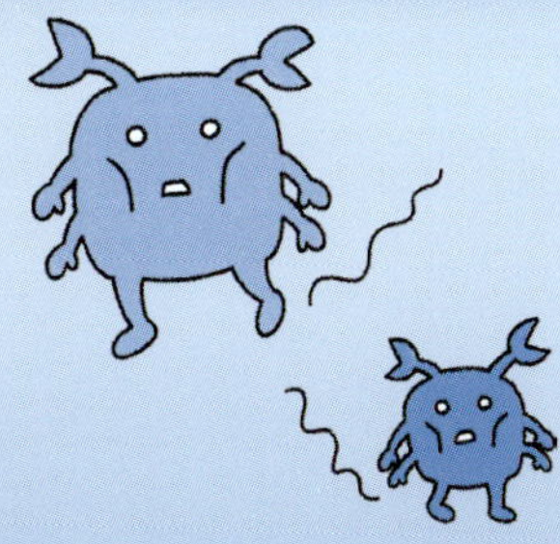

안이한 수액처방은 금지!

이번에는 체액량이 줄어들고 있는 경우를 생각해 봅시다.

체액량이 줄어드는 그런 상황을 한번 들어보세요.

단순하게 생각한다면 설사나 구토 등으로 소화관에서 손실이 생기는 경우, 화상 등으로 피부에서 손실되는 경우, 나머지는 신장에 어떠한 변화(이뇨제, 부신부전 등……)가 있어 염분이 소실되는 경우가 있다고 생각합니다.

반대로 체액량이 증가하는 상황에는 어떤 것이 있을까요?

예를 들어 심부전(2장—11 참조), 신부전(Na 배설 저하) 등이 잘 알려진 것이지요.

체액량이 정상범위인 저Na혈증도 물론 존재하지만, 여기서는 체액량이 감소하고 있는 경우를 생각해 봅시다. 체액량이 감소하여 저Na혈증이 되는 유형은 사실 상당히 많이 나타납니다(그림 10). 구토나 설사로 인한 탈수 상황뿐만 아니라, 의원성으로 일어나는 경우도 종종 있습니다. ADH에 대해서는 2장—11에서 배웠죠. 기억하고 있습니까?

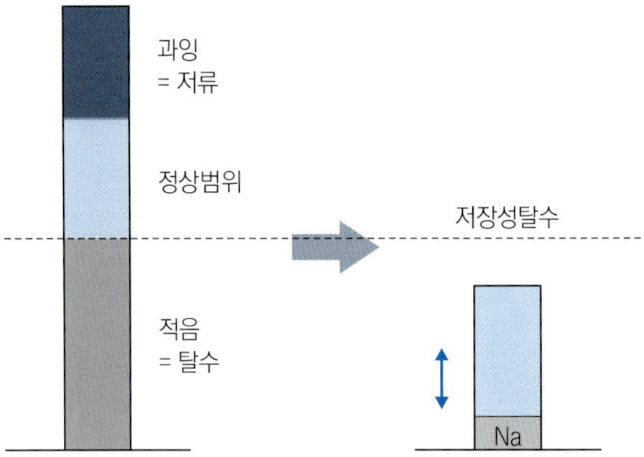

그림 10 저장성탈수의 이미지

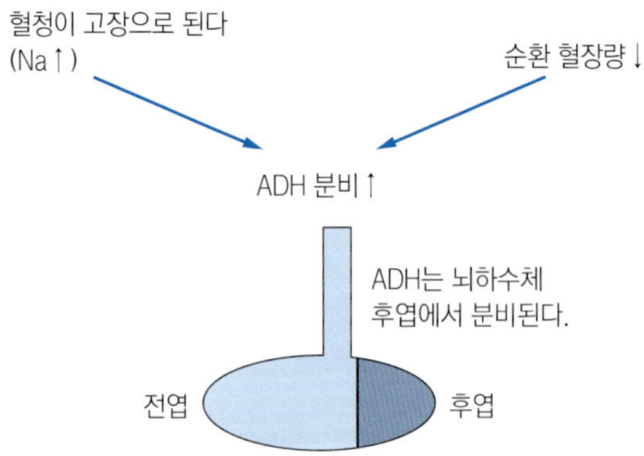

그림 11 ADH의 작용

혈청 Na 농도가 상승하면 혈액을 묽게 하려고 신장의 집합관으로부터 H_2O를 재흡수한다고 이야기했는데, 또 다른 중요한 신호가 있습니다. **순환혈장량이 저하**된 경우입니다. 즉, 탈수되면 ADH의 분비는 항진하는 것입니다(그림 11).

이것이 의미하는 것은 무엇일까요? 예를 들어 다음과 같은 상황을 가정할 수 있습니다.

마라톤에서 땀을 많이 흘림 ⇒ 순환혈장량↓ ⇒ ADH 분비 항진

이라고 할 때 담수를 벌컥벌컥 마시면 어떻게 될까요? 몸의 Na은 점점 더 상실되는데, 담수만 재흡수되어 가고 그 결과 저Na혈증이 됩니다. 보스턴 마라톤에서 13%의 선수가 저Na혈증으로 확인되었다는 것은 유명한 이야기입니다.[1)] 트라이애슬론에서는 0–18%,[2)] 울트라 마라톤(161 km!)에서는 30%에서 일어났다고 보고되었습니다.[3)] 이것을 운동 관련 저Na혈증(exercise-associated hyponatremia, EAH)이라고 하며, 이에 대한 제언도 나왔으므로 관심이 있는 분은 참조하십시오.[4)]

특수한 병태로 'beer potomania'가 있습니다. 맥주만 마시고 식사를 하지 않기 때문에 용질 부족의 저Na혈증을 일으키고, 단백질 섭취부족으로 저Na혈증을 악화시킵니다(체액량이 적은지는 때에 따라 다르지만…… 6장–2도 참조해 주세요). 맥주뿐만 아니라 일본술에서 일어난 사례를 전공의 시절 선배 의사가 보고했습니다.[5)]

의원성으로 저Na혈증을 일으키는 경우도 있습니다. 설사, 구토를 일으키는데 저장액을 수액요법하는 상황입니다. 설사나 구토로 유효 순환 혈장량이 적은 상황에서 저장액을 넣으면 어떻게 될까요? SD(1:3)액 1,000 mL를 수액요법하면 혈관내, 사이질, 세포내에 각각 얼마나 분포할까요? (이 질문에 바로 답이 나오지 않는다면, 2장–1~3을 다시 읽읍시다.)

이 경우에도 혈관내에 남는 Na보다 H_2O가 상대적으로 많으므로 저Na혈증이 됩니다. 따라서 '안이한 수액요법은 금지!'라고 생각하는 편이 좋습니다(라는 원칙이 있지만, 의원에는 이러한 저장액만 놓여 있는 경우가 종종 있습니다. 그러나 그러한 의료기관일수록 탈수로 상태가 나빠져서 내원하는 사람이 많다고 생각합니다).

또 '물을 많이 마시고 안정을 취하십시오'라고 하는 것도 상당히 위험합니다. 위의 이유로 ADH가 항진하고 있는 경우가 많으므로 유리수분 부하가 저Na혈증을 초래할 수 있기 때문입니다. 그 때문에 저는 "평소와 같은 정도의 소변 횟수와 색이 될 정도로 마셔 주

세요. 목이 마르면 드세요."라고 말하는 경우가 많습니다. "체중이 줄었으면 마시세요."도 효과적인 지도입니다.

참고문헌

1) Siegel AJ, D'hemecourt P, Adner MM, et al. Exertional dysnatremia in collapsed marathon runners: a critical role for point-of-care testing to guide appropriate therapy. Am J Clin Pathol. 2009; 132: 336-40.
2) Wharam PC, Speedy DB, Noakes TD, et al. NSAID use increases the risk of developing hyponatremia during an ironman triathlon. Med Sci Sports Exerc. 2006; 38: 618-22.
3) Hoffman MD, Stuempfle KJ, Rogers IR, et al. Hyponatremia in the 2009 161-km Western States Endurance Run. Int J Sports Physiol Perform. 2012; 7: 6-10.
4) Hew-Butler T, Rosner MH, Fowkes-Godek S, et al. Statement of the Third International Exercise-Associated Hyponatremia Consensus Development Conference, Carlsbad, California, 2015. Clin J Sport Med. 2015; 25: 303-20.
5) 森 俊平, 太田耕造, 嶋内亜希子, 他. 日本酒による「Beer Potomania」様の病態を呈した 1 例. 日内会誌. 2003; 92: 2250-2.

6 고장성탈수의 관리

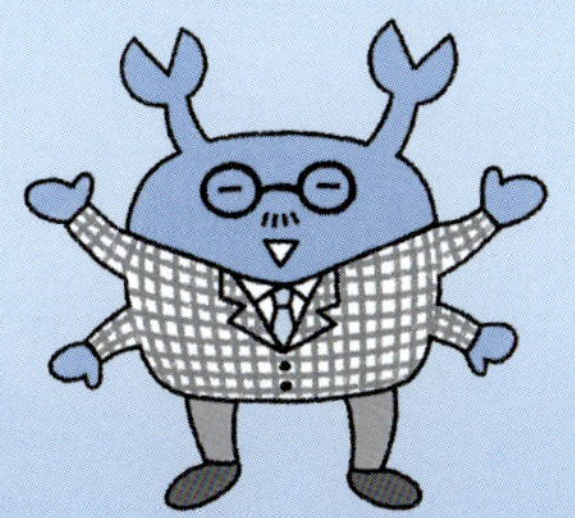

수분이 많이 빠진 탈수

그렇다면 고장성탈수일 때는 어떻게 해야 할까요? 그림 12와 같이 물만 빠져버린 상황입니다. 보통 고장성탈수가 되면 심한 갈증이 생겨 물을 마시게 되므로 크게 문제가 되지 않지만, 자유롭게 물을 마실 수 없는 영아 등에서는 일어날 수 있습니다. 또는 담수를 구할 수 없는 상황에서 조난했을 경우에도 이렇게 될 가능성이 있습니다.

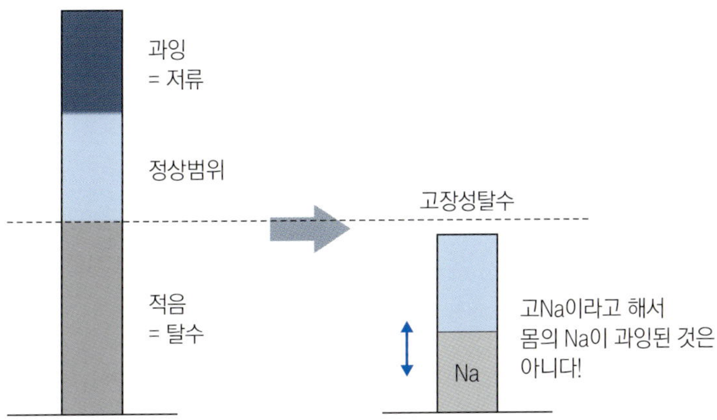

그림 12 고장성탈수의 이미지

참고로 앞 장에서 언급했던 마라톤에서 저Na혈증이 많다는 인상을 주었을지 모르지만, 보스턴 마라톤에서 기권한 1,319명 중 고Na혈증은 27.7%, 저Na혈증은 4.8%로 고Na혈증이 더 많았습니다. 운동 후 상태가 나빠졌다고 해서 저Na혈증이라고 단정 짓지 말자는 것이죠.[1)]

요붕증 등은 ADH가 부족한 질병이므로 고장성탈수를 일으킵니다(집요한 것 같습니다만, ADH의 작용은 기억하고 있습니까?). 덧붙여서 ADH의 분비 부전을 중추요붕증, 신장에서 ADH가 듣지 않는 경우를 신장기원요붕증이라고 합니다.

기본적인 대처법으로 생리식염수가 중심입니다. 순수하게 유리수분만 빠져나가는 상황이라면 5% 포도당액이지만, 탈수로 인해 어느 정도 Na을 보충해야 하므로 이때는 생리식염수를 사용할 때가 많을 것입니다. 저장액이 안 되는 이유는 3장–5에서 설명한 것과 같습니다.

그런데, **'어디까지 수액요법해야 하나요?'**라는 황당한 질문을 받을 때가 있습니다(얼마 전에도 "외과이기 때문에 저장성탈수를 어떻게 해야 할지 모르겠어요!"라고 물었던 저보다 나이가 많은 의사가 있었습니다. 이런 의사를 환자로 만난다면 무서울 것입니다).

명쾌한 답을 내릴 수 없습니다. 생체징후로 말하면 심박수가 내려가고, 혈압이 올라가고, (탈수라면) 탈수 소견이 없어져서, 소변이 점점 묽어져서, 채혈하고 BUN, Cr, UA가 내려가서…… 등을 수시로 확인하면서 상황에 맞게 수액요법을 하는 것입니다.

유명한 공식으로

혈청 Na 농도의 상승 = (수액의 Na 농도 − 혈청 Na) ÷ (TBW+1)

혈청 Na 농도의 상승 = (수액의 'Na+K' 농도 − 혈청 Na) ÷ (TBW+1)

이 있지만 실제로는 이렇게 잘되지 않습니다.

왜냐하면 실제로는 요중의 Na, K 농도가 그때그때 다르고, 구토나 설사할 때는 그 양을 완전히 파악할 수 없으니까요(구토나 대변, 땀을 모아 전해질 계산을 하고 싶지 않으시죠?). 또한, 열이 있으면 불감수분손실(transpiration)이 달라지기도 하기 때문입니다.

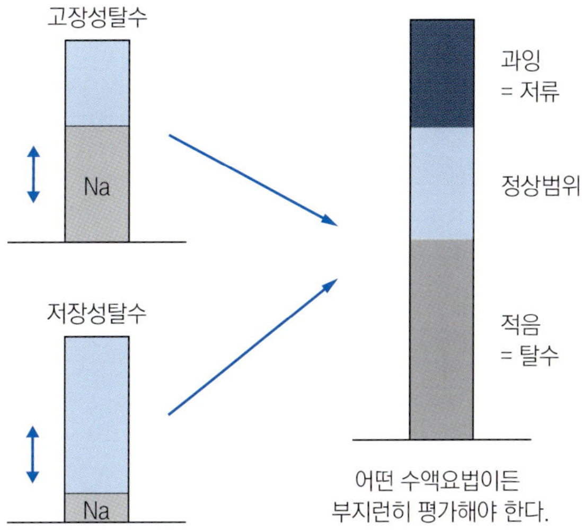

그림 13 수액요법의 이미지

하지만 명백한 탈수로 확신하면 생리식염수 500 mL 정도를 1-2시간에 점적하고 그 후 생체징후, 소변량, 혈청 Na을 추적관찰합니다(그림 13).

참고문헌

1) Siegel AJ, D'hemecourt P, Adner MM, et al. Exertional dysnatremia in collapsed marathon runners: a critical role for point-of-care testing to guide appropriate therapy. Am J Clin Pathol. 2009; 132: 336-40.

7 어려운 저Na혈증이란 (주로 SIADH)

sNa×2<uOsm은 난적

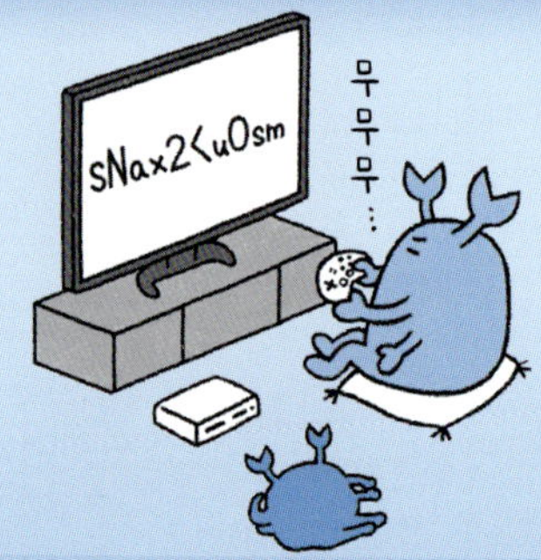

앞 장에서는 탈수+Na 이상의 관리를 설명했습니다. 섭취 부족 등은 쉽게 관리할 수 있지만, 화상 등 out을 조절할 수 없는 경우는 어렵습니다.

자, 이번에는 체액량이 정상인데 저Na혈증인 경우를 생각해 보겠습니다. 그림 14와 같은 이미지입니다.

이것은 꽤 어려운 상황입니다. 왜 어렵냐면 '**누가 봐도 체액량 정상**'이라는 객관적인 지표가 존재하지 않기 때문입니다(100명 중 99명은 이해해도 100명 모두가 이해할 일은 없기 때문입니다).

체액량은 정상범위라는 전제하에 저Na혈증을 생각할 때 먼저 무엇을 보셨죠? 그렇죠, 소변이에요.

쉽게 설명해 보겠습니다. 먼저 혈청 Na=120 mEq/L이라고 가정해 봅시다. 다음으로 볼 것은 소변입니다. 단순화를 위해 uOsm=100 mOsm이었다고 합시다. sOsm은 Na의 2배이므로 120×2=240 mOsm이고, uOsm=100 mOsm이면 소변쪽이 묽기 때문에(ADH가 나오지 않기 때문에) 혈청 Na이 점차 회복됩니다. 예를 들어 심인성 다음증

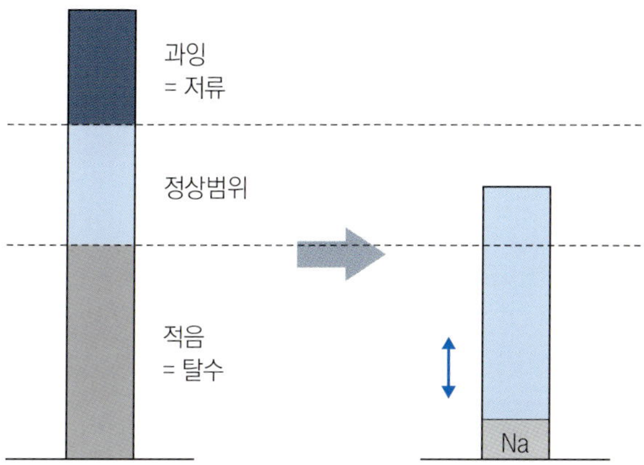

그림 14 체액량정상의 저Na혈증
어쩌면 Na의 양은 정상범위일 수도 있다.

(psychogenic polydipsia)이라면 물을 벌컥벌컥 마시고 있으므로 이러한 소견이 나오는 경우가 많습니다(그런데 벌컥벌컥 마시는 '벌컥'이 도대체 뭘까요?).

그렇다면 혈청 Na=120 mEq/L인데 소변이 500 mOsm이라면 어떨까요? sOsm은 240 mOsm인데 소변이 혈청보다 삼투압이 높습니다. 이것은 매우 곤란한 상태입니다. 혈청이 묽은데도 소변은 진해지고 있는(ADH의 작용으로 유리수분의 재흡수가 이루어지고 있음) 상태입니다. 이것은 병적입니다. ADH의 작용에 대해서는 괜찮을까요? 순환혈장량의 저하와 sOsm의 상승으로 ADH가 분비되는 것이었지요(2장-11 참조). 그러나 이런 상태가 아닌데도 ADH가 분비되는 상태, 이것을 SIADH (syndrome of inappropriate secrection of ADH: 부적절항이뇨호르몬분비증후군)라고 합니다(**ADH는 sOsm이 낮은 상태에서는 분비되지 않으므로 그 상태에서 ADH가 나오면 비정상**입니다 그림 15). 이런 병태를 만나면 먼저 소변의 삼투압 및 전해질(Na, K, Cl), ACTH, 코르티솔, fT3, fT4, TSH를 확인해야 합니다. 또, 먹고 있던(먹었던) 약물을 제대로 찾아봅

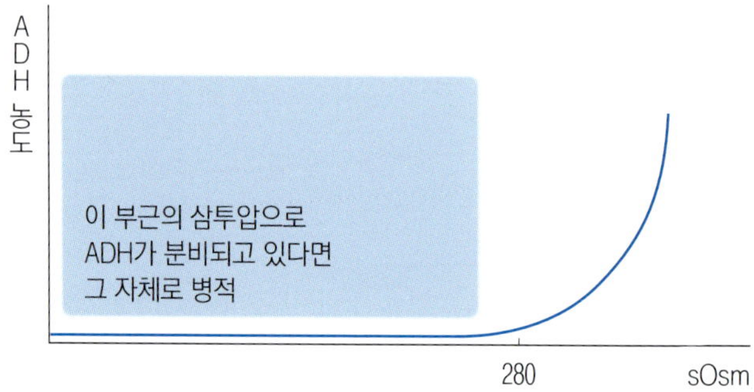

그림 15 혈청삼투압(sOsm)과 ADH 농도

시다. 여기까지 되었다면 치료 시작입니다.

가장 중요한 것은 '**증상이 가벼운 저Na혈증은 조급하게 치료하지 않는다**'는 것입니다. 서둘러 치료해야 할 것은 심각한 증상, 경련, 의식장애 등을 동반하는 경우입니다.

Plan 1: 수분 제한

여분의 수액요법을 중단하고 1일 수분 섭취를 700–800 mL로 제한합니다. 체격이 작은 경우에는 500 mL 정도입니다. 대략 15 mL/kg 정도입니다. 경관영양의 경우에는 물을 적게 합니다. 유리수분을 부하하지 않는다는 전략입니다.

간과하기 쉬운 수분 제한을 위해 죽을 먹이는 경우, 죽에도 수분이 상당히 포함되어 있으므로 평소보다 딱딱한 형태로 만드는 것도 중요합니다.

수분을 제한하고 상태를 보는 것은 저Na혈증을 급속히 보정하지 않기 위해서입니다. 기준으로는 **4–6 mEq/L/일이 가장 좋으며, 8 mEq/L/일을 초과하면 안 됩니다**. 서두르지 않아도 되는 병태라면 '어제보다 내려가지 않으면 좋다' 정도의 생각으로 치료하는 것이 최선입니다.

급속히 보정하려고 하면 삼투탈수초증후군(ODS)을 초래하여 비가역적인 장애를 일으킬 우려가 있습니다.

Plan 2 : 수액요법에 의한 보정

2-3일 수분 제한을 해도 안 되겠구나, 역시 수액요법인가, 이런 느낌입니다. 여기서 안이하게 생리식염수를 넣으면 안 돼요. 반드시 소변의 전해질을 확인한 뒤에 투여 여부를 판단해야 합니다. 안 그러면 큰 낭패를 볼 수 있습니다("지금까지는 혈청 Na보다 진하기 때문에 생리식염수를 넣어도 잘 되고 있었어요."라고 말했다면, 그저 운이 좋았을 뿐입니다).

그림 16처럼 혈청의 Na이 110 mEq/L인데, 소변의 Na이 280 mEq/L였다고 가정합시다. 생리식염수의 조성은 Na=154 mEq/L이군요(갑자기 요삼투압 이야기가 요전해질 이야기로 바뀌었지만, uOsm은 소변의 Na, K, Cl 등으로 구성되어 있으므로 먼저 Na으로 생각합시다).

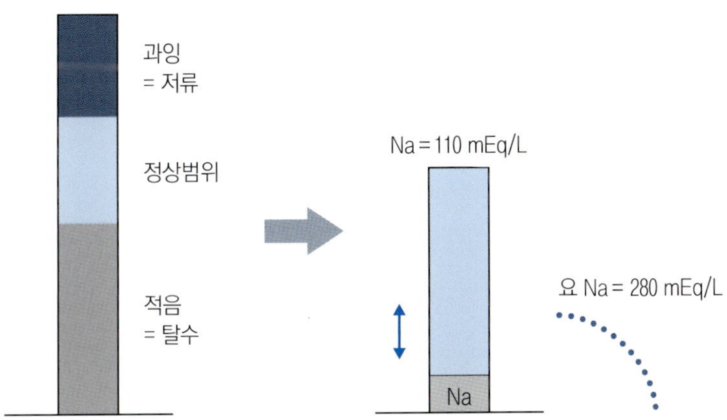

그림 16 소변이 진하게 나오는 저Na혈증

요 전해질은 다양한 요소(호르몬 평형 등)를 포함한 결과로 uNa = 280 mEq/L가 됩니다. 그래서 어떤 수액요법을 해도 uNa = 280 mEq/L인 상황입니다. 따라서 생리식염수(Na = 154 mEq)를 넣어도 Na은 모두 소변으로 나옵니다. 그 결과 H_2O는 혈관내에 남고, 생리식염수를 넣음으로써 저Na혈증 증상이 악화합니다.

그렇게 되면 3% 식염수 등을 사용하게 됩니다. 3%이므로 Na = 513 mEq/L입니다. 이러면 요중 uNa = 280 mEq/L이므로 Na이 혈관내에 남는 것입니다.

아래 식을 아는 사람이 있을지도 모르겠습니다. 'Adrogué–Madias 식'이라고 불리며, 1 L의 수액요법에서 Na이 얼마나 변화하는지에 대한 예측식입니다.

FORMULA

1. $\text{Change in serum Na}^+ = \dfrac{\text{infusate Na}^+ - \text{serum Na}^+}{\text{total body water} + 1}$

2. $\text{Change in serum Na}^+ = \dfrac{(\text{infusate Na}^+ + \text{infusate K}^+) - \text{serum Na}^+}{\text{total body water} + 1}$

이 식의 문제점은 요중의 전해질을 고려하지 않았기 때문에 제 경험상 예상대로 되지 않는 편이 더 많다는 것입니다.

위에서 설명한 혈청 Na = 110 mEq/L, 소변 Na = 280 mEq/L의 상황에서 3% 식염수 100 mL를 2시간 정도 넣고 그 후 요전해질과 혈청 Na이 어떻게 되는지를 확인해야 합니다. 2시간 후 소변 Na이 350 mEq/L로 올라가면 수액요법을 고려해야 하고, 소변 Na이 250 mEq/L 근처로 되어 있으면 이대로 내려가는 것을 기대할 수 있습니다.

이 근처가 되면 요전해질을 볼 수 있는 병원, 또는 2시간마다 점검하는 체제가 있는 병원에서 검사하는 편이 좋습니다.

여기서는 실용적인 3% 생리식염수 만드는 방법을 알려드리겠습니다.

〈3% 식염수 만드는 방법〉

① 250 mL 생리식염수에서 50 mL를 버린다.

② 10% NaCL　60 mL　(3A)를 혼합한다.

Na양은 200×0.9/100 g+6 g=1.8+6=7.8 g, 물의 양은 260 mL입니다(7.8/260=0.03=3%).

2% 생리식염수나 1.5% 생리식염수를 원할 경우,

2% 생리식염수는　3% 생리식염수 : 5%Glu = 2 : 1

1.5% 생리식염수는　3% 생리식염수 : 5%Glu = 1 : 1

로 제조하면 됩니다.

Plan 3 : 기저질환의 검색

이것은 Plan 1과 2를 병행하여 시행해야 합니다.

먼저 ACTH, 코티솔이 낮은 부신부전의 경우 스테로이드 보충이 필요합니다[실제로 부신부전의 소견(예: 저Na+고K혈증, 혈압이 낮음, 저혈당, 호산구가 많음 등)이 있으면 ACTH, 코티솔을 투여한 후 스테로이드를 선행 보충할 수 있음]. 갑상샘저하증/항진증에서도 저Na혈증이 일어나는 것 같습니다(본 적은 없지만). 이 경우 갑상샘 기능의 조절이 필요합니다. 약제성 SIADH는 상당히 많으므로 의심되는 약물을 찾기 위해서라도 투약력 확인이 중요합니다(표 1).

표 1 SIADH의 원인이 되기 쉬운 약제

- 카바마제핀
- 사이클로포스퍼마이드
- SSRI, 삼환계 항우울제 등
- 항경련제
- 아미오다론
- NSAID

이뿐만 아니라 모든 약물에서 SIADH를 일으킬 수 있다는 것을 항상 염두에 두어야 합니다.

뇌수막염과 같은 머리 질환이나 각종 악성종양, 폐렴이나 기흉과 같은 폐질환, 요폐로 인한 방광의 팽창 등에서도 SIADH를 일으키는 것으로 알려져 있습니다. Na의 보정을 시도하면서 기저질환을 치료하고, 의심되는 약물을 발견하면 중단을 검토해야 합니다.

마지막으로 reset osmostat라는 개념을 설명하겠습니다. ADH의 분비 역치가 낮아져 저Na혈증에 걸리기 쉬운 상태입니다(예를 들어 임신은 잘 알려져 있으며, Na값이 약간 낮아집니다). 이러한 사람은 증상이 없는 경우에는 손을 대지 않는 것이 좋습니다(정상이면 목이 마르는 등 상대적으로 고Na혈증인 것처럼 몸이 느끼는 것이라고 해석하고 있습니다).

SIADH와의 감별에는 수분 부하검사가 필요하지만, 이것은 전문 지식이 필요합니다. 관심 있는 분들은 문헌[1]을 참고하시기를 바랍니다.

참고문헌

1) Andreoli DC, Whittier WL. Reset osmostat: the result of chronic desmopressin abuse? Am J Kidney Dis. 2017; 69: 853-7.

8 SIADH와 CSW 구분법

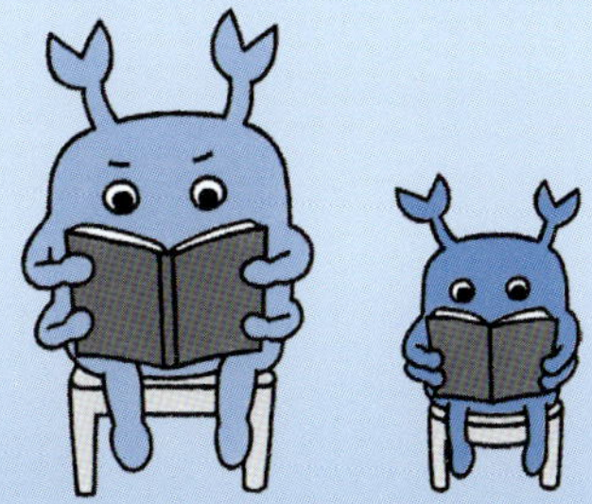

이해할 수 없는 벽이 있다

앞 장에서는 'SIADH만 있는 거 아니야!'라고 생각했을지도 모릅니다. 또 하나 CSW (cerebral salt wasting/central salt wasting: 중추성 염분 상실 증후군)라는 개념이 세상에 존재합니다. 요중의 염분 배설이 항진하고 ECF가 감소하여 저Na혈증과 탈수증을 초래하는 상태를 말합니다.

SIADH와 CSW의 차이점을 다음 페이지에 등장하는 MRHE도 포함해 표 2에 정리했습니다.

이처럼 SIADH는 ADH가 부적절하게 분비되어 유리수분을 재흡수 → 그 결과로 체액량이 정상범위인데도 저Na혈증이 됩니다. 반면, CSW는 신장에서의 Na 배설 항진으로 생긴 저장성탈수의 저Na혈증이라는 것입니다. 이 두 가지를 감별할 좋은 방법은 아직 없

표 2 SIADH, CSW, MRHE의 비교

	SIADH	CSW (RSW?)	MRHE
순환 혈장량	정상범위	감소	감소
요중 Na 배설	정상~증가	증가	증가
uOsm	상승	상승	상승
병인	ADH의 부적절한 분비	Na 배설 증가	Na 배설 증가

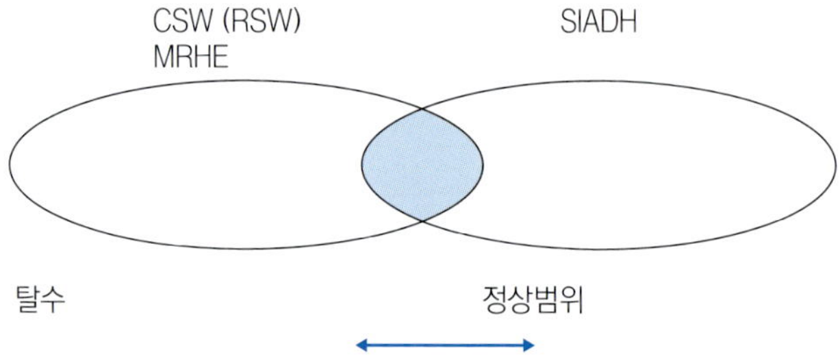

그림 17 SIADH와 CSW의 감별이 어려운 이유

체액량의 정상범위가 사람마다 다르므로, 겹치는 부분이 SIADH인지 CSW인지 논쟁의 여지가 있다(영원히 결론이 나지 않을 것이다).

습니다. 보통 소견상 탈수가 명백한 경우 CSW, 정상범위이면 SIADH로 하는 경우도 많을 것으로 생각합니다. 감별이 어려운 것은 **탈수인지 체액량 정상인지 판단이 사람마다 다르다**는 것에 기인한다고 생각합니다(그림 17).

CSW든 SIADH든 체액량을 파악하여 요전해질을 보고 수액요법을 구성하는 것이기 때문에, 결론이 나지 않는 논의를 계속하기보다는 병태를 읽고 수액요법을 하는 것이 중요하다고 생각합니다.

중추에 문제가 없어도 신장에서 Na을 상실하는 사람을 간혹 볼 수 있습니다. 이런 사람들을 renal salt wasting syndrome (RSW)이라고 부르는 사람들도 있습니다.

또 하나 일본에서 나온 개념으로 '무기질부신피질호르몬 반응성 저Na혈증(mineralocorticoid-responsive hyponatremia of the elderly, MRHE)'이라는 병태가 있습니다. 나이가 들면서 Na의 재흡수 기능이 떨어지고 Na 배설이 늘어 hypovolemia의 저Na혈증이 된다는 것입니다(추가하여 체액량이 감소함에 따라 ADH가 분비 촉진되어 이 때문에 저Na혈증을 유발합니다).

이 개념도 결국 탈수인지 아닌지의 판단이 관건입니다. 중추신경에서 체액인자가 나와서 Na 배설을 항진시키는지, 신장 자체의 문제로 Na 배설이 증가하는지를 판단할 수 없으므로 MRHE, CSW (RSW), SIADH 중 어느 것이라도 체액량을 파악하고 요전해질을 보고 수액요법을 구성해야 합니다. 결론이 나지 않는 논의를 계속하기보다는 병태를 읽고 수액요법을 하는 것이 중요합니다(항상 같은 말을 하네요).

만약 CSW의 체액인자가 발견된다면, 아마 대발견일 것입니다. Na을 많이 내는 작용이 고혈압 치료 등에서 임상적으로 중요해질 수 있기 때문입니다.

마지막으로 한마디!

표 3에 SIADH의 진단 기준을 실었습니다. 매우 곤란한 것은 **'신기능 정상'**이라는 문구입니다. 이러면 '만성콩팥병 환자는 SIADH가 발생하지 않는다'라는 것이 됩니다. 그러나 진단 기준은 어디까지나 기준일 뿐, 병태를 충분히 반영하지 않은 것이 있습니다. 제대로 병태를 잘 파악하여 수액요법 처방을 구성하는 것이 중요합니다. 같은 이유로 이 책에서는 소변의 Na 농도에 따른 감별을 싣지 않았습니다. 이 또한 uNa <20 mEq/L이면 배설이 적고, uNa>40 mEq/L이면 배설이 많다는 것도 어디까지나 상대적인 기준이기 때문입니다. uNa이 19 mEq/L와 21 mEq/L로 병태의 차이는 없을 것이고, 39 mEq/L와 41 mEq/L도 마찬가지입니다.

표 3 SIADH의 진단 기준(검사 소견)

바소프레신 분비과다증(SIADH)의 진단과 치료 지침. 2010년 개정

- 저Na혈증: 혈청 Na 농도<135 mEq/L
- 혈장 바소프레신값: 측정 감도 이상임
- 저삼투압혈증: 혈청 삼투압<280 mOsm/kg
- 고장뇨: 요삼투압>300 mOsm/kg
- Na 이뇨 지속: 요중 Na 농도≥20 mEq/L
- 신기능 정상: 혈청 크레아티닌값≤1.2 mg/dL
- 부신피질 기능 정상: 이른 아침 공복 시 혈청 코티솔≥6 μg/dL

사실 초기 수련의 시절 했던 임상연구[1)]와도 관련 있는데, 이 무렵부터 전해질 이상과 인연을 맺고 있었네요. 이 중에서도 거미막밑출혈 후 저Na혈증의 절반은 SIADH였다고 언급했는데, 그로부터 몇 년이 흘렀지만 결론은 나지 않은 것 같습니다.

참고문헌

1) Nagasawa T, Yoshida M, Oba M, et al. Clinical and hormonal assessments of hyponatoremia observed in 45 patients with subarachnoidal hemmorage. 大崎市民病院誌. 2007; 11: 5-12.

9 고Na혈증에 걸리면

비생리적 상황이므로 배경을 생각하자

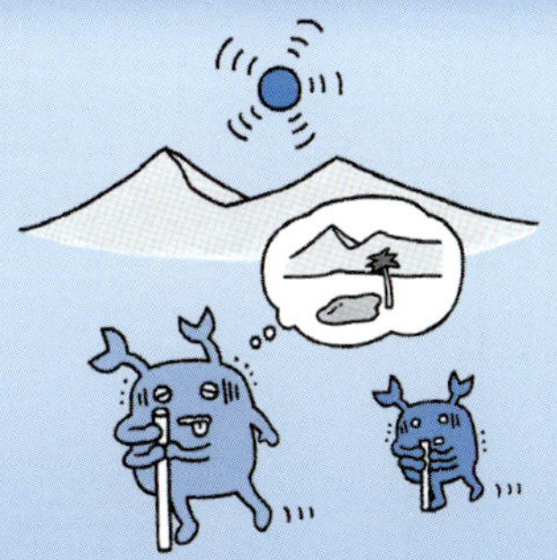

사람은 쉽게 고Na혈증에 걸리지 않습니다. 고Na혈증에서는 sOsm이 올라가면서 극심한 갈증이 생기고, 보통 물을 마실 수 있는 상태라면 물을 마시면 Na 농도가 정상범위로 돌아오기 때문입니다.

사람의 갈증이 얼마나 강렬한지, 고Na혈증 할머니가 물이 마시고 싶어 고무로 된 얼음베개를 씹었다는 이야기도 있고, 만화 『내일의 조』를 보면 주인공이 상대방과 싸우기 위해 체급을 낮추는 과정에서 가혹한 체중감량으로 한밤중에 갈증에 시달리다 문을 부수고 나오는 장면이 있습니다(다음 페이지).

이렇게 강렬한 갈증은 임상에서 어떤 때 일어날까요?

예를 들어 뇌경색 후유증으로 의사소통이 어려운 사람(물을 마시고 싶다고 호소하지 못함), 갈증의 중추에 장애가 있는 사람(교통사고 후 드물게 발생), 바다에 표류하여 바닷물만 마실 수 있는 사람 등이 있습니다. 제가 경험한 사례로는 위루(gastric fistula)를 만든 환자가 저Na혈증이 있어서 주치의가 1일 3 g의 식염을 1개월분 처방했는데 가족들이 1주일분으로 착각하는 바람에 극단적인 Na 부하가 발생한 경우가 있습니다. 고Na혈증이 유발되고 말았죠.

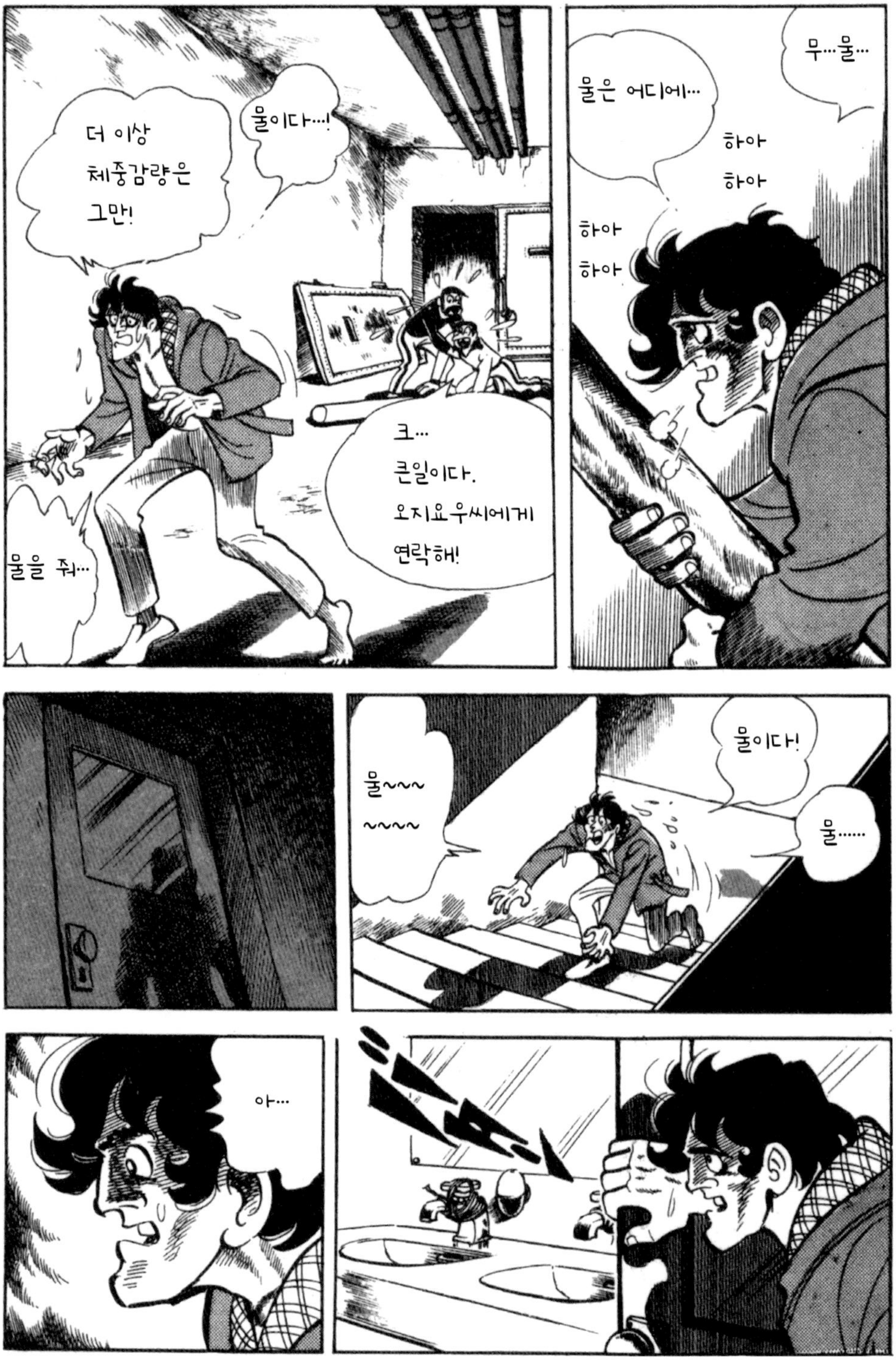

(『내일의 조』© 타카모리 아사오 · 치바 테츠야/코단샤)

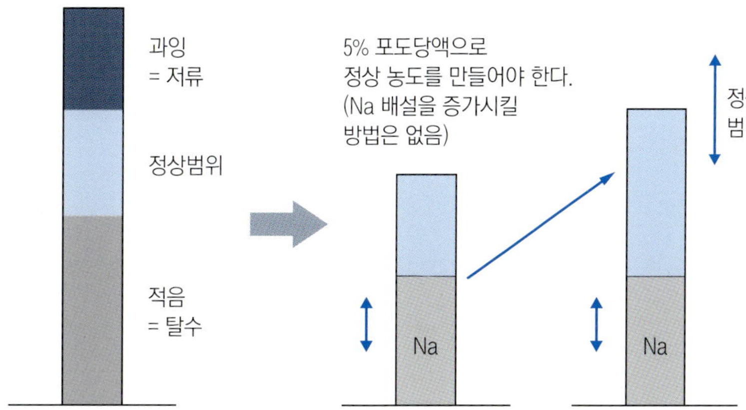

그림 18 고Na혈증

고장성탈수의 치료는 이미 설명한 바와 같이 Na과 더 많은 유리수분을 넣는 것입니다.

그림 18 은 체액량이 거의 정상인 고Na혈증이지만, 이 경우 유리수분이 부족하므로 5% 포도당액을 투여합니다.

$$\text{유리수분의 부족량} = \text{TBW} \times \left[\left(\frac{\text{혈청 Na 농도}}{140} \right) - 1 \right]$$

이 공식도 유명하지만, 소변의 전해질이나 불감수분상실 등을 다 읽지 못하기 때문에 결국 소견과 채혈, 채뇨를 보면서 판단할 수밖에 없습니다.

물론 보정 과정에서 범람할 것 같은 경우에는 고리작용이뇨제에 의한 체액량 조절이 필요합니다.

다만, 치료에 반응하지 않는 고Na혈증은 예후가 나쁘다는 것이 오슬러 선생님의 교과서에서 쓰여 있던 것을 인상 깊게 기억하는데, 문헌을 도무지 찾을 수가 없습니다. 내과학회의 오래된 논문[1)]에도 고Na혈증의 사망률이 높다고 쓰여 있지만, 구체적인 값이 보이지 않았습니다. 최근에야 구체적인 수치를 찾았습니다. 이 논문에서도 고Na혈증으로 사망률이 올라간다는 것을 보여주고 있습니다.[2)]

또한 NEJM에 매우 우수한 고Na혈증 리뷰가 있습니다.[3)] 조금 오래되었지만, 한 번 읽어 볼 만합니다.

참고문헌

1) 越川昭三, 小岩文彦. 高Na血症と低Na血症. 日内会誌. 1991; 80: 162-7.
2) Alshayeb HM, Showkat A, Babar F, et al. Severe hypernatremia correction rate and mortality in hospitalized patients. Am J Med Sci. 2011; 341: 356-60.
3) Adrogué HJ, Madias NE. Hypernatremia. N Engl J Med. 2000; 342: 1493-9.

4 Chapter

K 이상에 강해지자

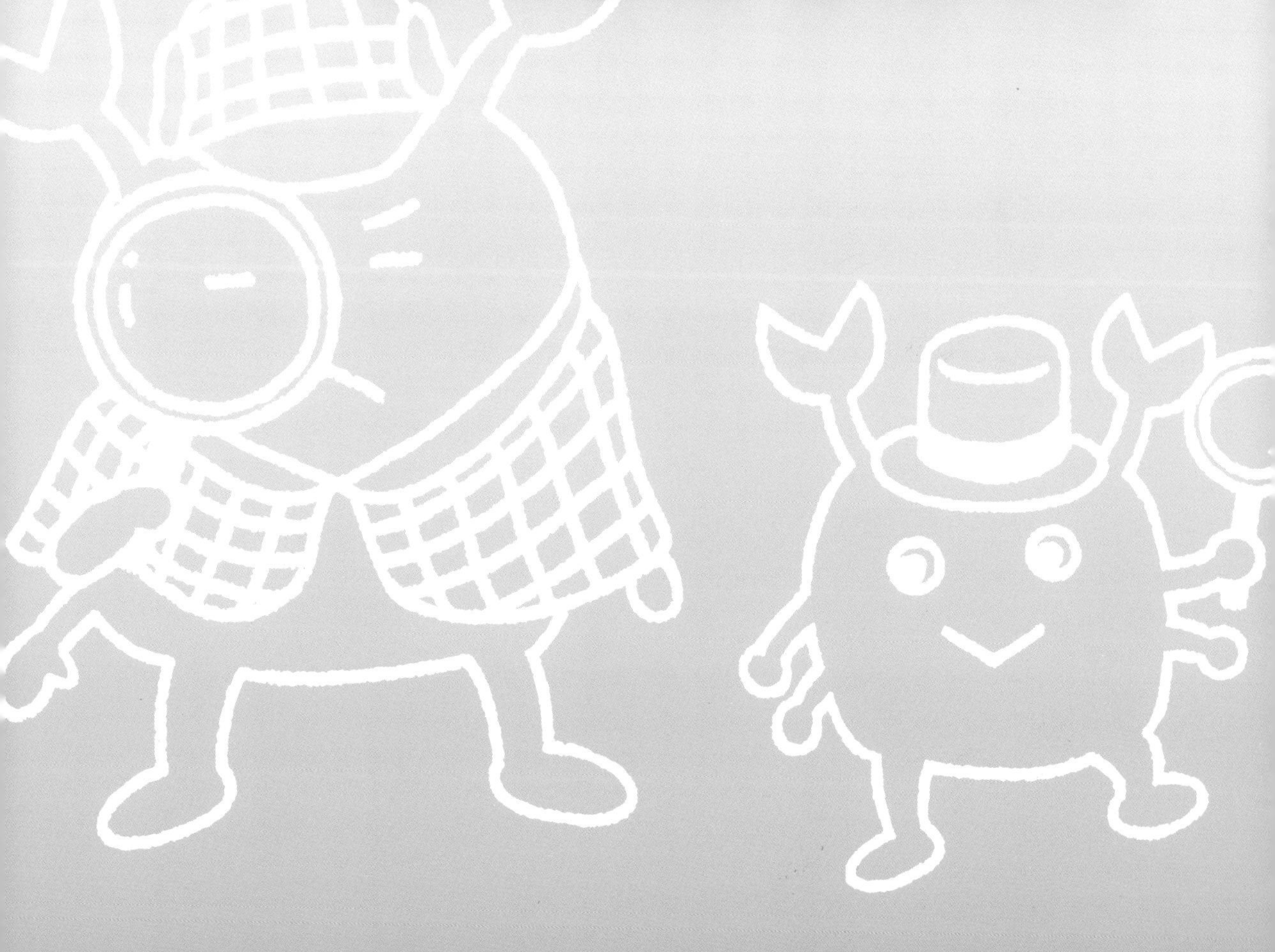

1

긴급성이 높은 고K혈증

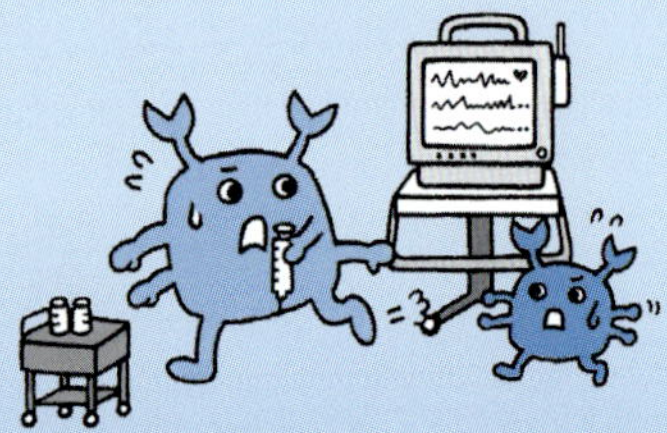

먼저 심전도, 그리고 소변이 나오나?

Na에 이어서 K입니다. 먼저 긴급하게 치료해야 하는 고K혈증에 대해 생각해 봅시다.

그림 1 에서는 혈청 K값과 심전도 변화의 관계를 보여줍니다(위쪽으로 올라갈수록 긴급성이 높음).

혈청 K이 올라가면 T파가 뾰족해지고 PR이 늘어나고, P파가 없어지고 QRS가 넓어지게 되어 결국 심실세동이 됩니다. 심실세동이 생기면 먼저 심장 마사지를 합니다. 이를 위해 모든 사람이 BLS (basic life support)를, 모든 의료인이 ACLS (advanced cardiovascular life support)를 수강할 것을 권장합니다.

단, 심전도만을 그대로 받아들여서는 안 됩니다. K>6.8 mEq/L에서 심전도 변화는 55%에 불과했다는 보고가 있기 때문입니다.[1)]

심전도에서 그림 1 과 같은 변화가 나타나면 K 이상이 있다고 생각하고, K 이상이 있으면 위와 같은 심전도가 나온다고 가정하고 대응하는 것이 좋습니다.

자, 고K혈증의 관리는 어떻게 할까요? 저는 아래 순서를 후배들에게 가르치고 있습니다.

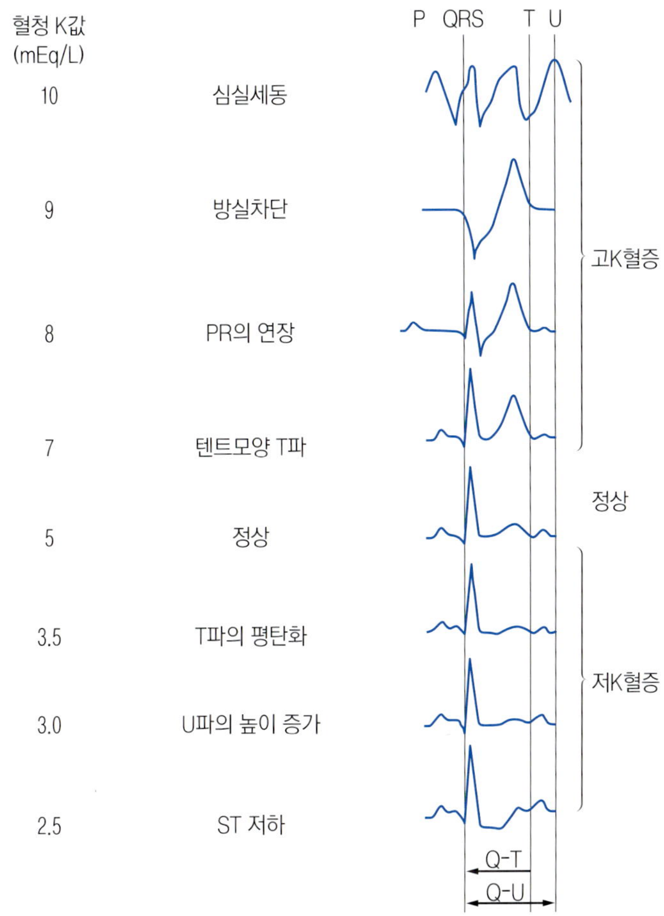

그림 1 K값과 심전도 변화의 관계

① 글루콘산 칼슘의 정맥주사(5-10%의 글루콘산 칼슘 10 mL를 2-3분에 걸쳐 주사한다)

임상에서 널리 사용되는 것은 10% 글루콘산 칼슘(10 mL)입니다. 단, 효과의 지속 시간은 30-60분이라고 생각하는 편이 좋습니다.

② 포도당-인슐린요법(glucose-insulin요법, 통칭 GI 요법)

여기에는

- 속효인슐린(휴물린® R) 10단위를 10% 포도당액 500 mL에 혼합주사하여 60분 이상에 걸쳐 정맥주사
- 속효인슐린 10단위를 정맥주사 후 50% 포도당액 50 mL를 정맥주사

라는 처방이 있습니다.

이들은 본질적으로는 인슐린 작용으로 혈중 K을 세포내로 밀어 넣는 것을 기대합니다(그림 2). 인슐린의 부작용으로 저혈당이 되는 것을 당을 넣어 보정하는 과정입니다(따라서 고혈당이 확인될 때는 인슐린 단독으로도 할 때도 있습니다). GI 요법을 사용할 때는 반드시 혈당을 잽시다. 저혈당일 때는 수시로 포도당을 보충해야 합니다.

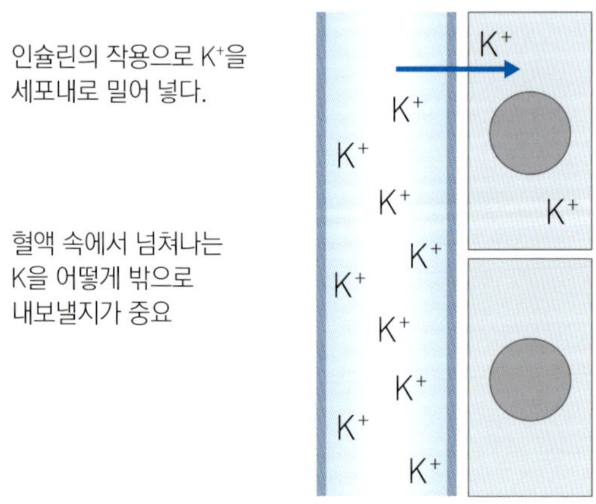

그림 2 GI 요법에 의한 고K혈증의 대응

먼저 효과가 빠른 이러한 처치를 시행하는 것이 좋습니다. 교과서적으로 탄산수소나트륨 정맥주사, β_2 자극제 등도 있지만 그다지 효과적이지 않으므로(매우 오래되고, 표본 크기가 작은 연구만 있음), 먼저 위에 기술한 대응을 기억해 주십시오.

자주 질문을 받는 일상적으로 사용되는 약제 중에는 K 흡착제(폴리스티렌설포네이트나트륨)가 있습니다. 대규모 후향적 연구 결과, 급성의 고K혈증에 투여했을 때 약 1 mEq/L 내려간 것으로 보고되었습니다.[2)] 단, 1 mEq/L 낮아진 것은 24시간 관찰한 결과이므로 응급 현장에서는 사용하기 어렵습니다. 또한, 때에 따라서는 장폐색이나 장관 괴사 등을 일으키므로 기왕력을 잘 듣고 잘 생각하여 사용해야 합니다.

글루콘산칼슘과 GI 요법으로 응급 상황을 넘긴다고 해도 30-60분 정도. 그 사이에 'K이 높아진 원인'과 '앞으로 K이 내려갈 것인가'를 검토하고 다음 대응책을 마련해야 합니다. 특히 후자가 중요하다고 생각하기 때문에 그 부분부터 설명하겠습니다(표 1).

K은 주로 소변을 통해 몸 밖으로 배출됩니다. 따라서 앞으로 소변이 나올지 안 나올지 하는 관점에서 생각해야 합니다. 소변이 나오지 않는 투석 환자의 고K혈증에서는 투석 치료가 필수적입니다. 또한, 탈수에 따른 급성 신장장애의 경우에도 언제 소변이 나올지 모르기 때문에 마찬가지로 투석 치료를 고려해야 합니다.

표 1 고K혈증의 치료 전략

초기 치료	글루콘산칼슘: 심장의 방어력을 높여 부정맥을 예방(심근의 역치를 높임) GI 요법: K을 세포내로 밀어 넣는다. [옵션] K 흡착제: 적응은 신중하게, 24시간 동안 1 mEq/L 정도 감소
본질적인 치료	수액요법 + 퓨로세마이드: K을 밖으로 내보내는 전략 소변을 충분히 확보할 수 없는 경우 혈액투석을 신속하게

한편 생체징후가 안정된 고K혈증일 때는 요량을 늘리기 위해 수액요법과 함께 퓨로세마이드 정맥주사 등을 시도합니다(4장－3에서 설명). 간단히 말해, 소변이 나오면 안심해도 됩니다. 그러나 소변이 점점 나오지 않는 경우도 있으므로 채혈이나 심전도 변화를 점검하면서 관찰합니다.

전자의 'K이 높아진 원인'은 다음 장에서 설명하겠습니다.

참고문헌

1) Acker CG, Johnson JP, Palevsky PM, et al. Hyperkalemia in hospitalized patients: causes, adequacy of treatment, and results of an attempt to improve physician compliance with published therapy guidelines. Arch Intern Med. 1998; 158: 917-24.
2) Hagan AE, Farrington CA, Wall GC, et al. Sodium polystyrene sulfonate for the treatment of acute hyperkalemia: a retrospective study. Clin Nephrol. 2016; 85: 38-43.

2

고K혈증의 위험인자

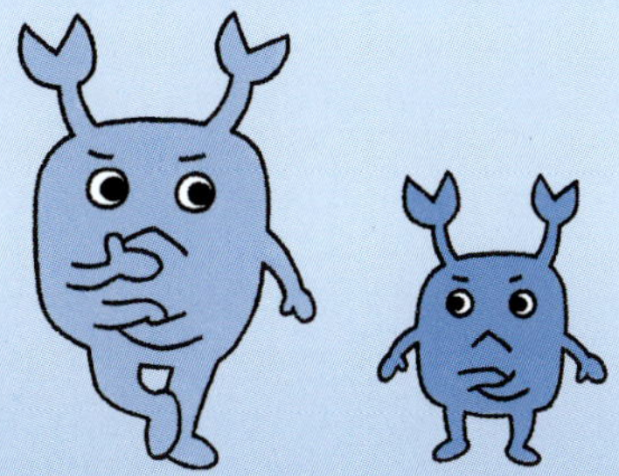

복용약과 체격이 작은 사람에 주의

고K혈증에 걸리기 쉬운 사람은 어떤 사람일까요?

일본에서 중요한 보고가 나오고 있습니다. 먼저 기저질환으로 CKD 환자, 심부전 환자, RAA계 억제제를 복용하는 환자에서 고K혈증의 빈도가 크게 높아집니다.[1)]

매우 인상적인 연구로 1999년 RALE 연구가 있습니다.[2)] 스피로놀락톤의 투여로 HFrEF (heart failure with reduced ejection fraction : EF가 낮아진 심부전) 환자의 사망률을 낮췄다는 내용의 논문입니다. 사망 위험은 상대위험도(relative risk, RR)가 0.7(95% 신뢰구간 0.60-082)입니다. 또한 심부전 증상의 악화로 인한 입원도 RR 0.65(95% 신뢰구간 0.54-0.77)로 나타났습니다.

RALE 연구의 영향으로 이후 스피로놀락톤의 투여가 증가하여 2004년에는 스피로놀락톤으로 인한 고K혈증으로 입원 및 사망이 증가하였다고 보고되었습니다(표 2).[3)]

표 2 RAA계 병용에 따른 고K혈증

(Juurlink DN, et al. N Engl J Med. 2004;351:543—51[3)])

	1994년	2001년
스피로놀락톤 처방	34/1,000	149/1,000
고K혈증으로 인한 입원	2.4/1,000	11.0/1,000

이 연구에서는 ACE 억제제, 고리작용이뇨제, 디곡신이 들어 있고 여기에 스피로놀락톤을 추가하는 것으로 고K혈증이 증가했다고 볼 수 있습니다. 2000년대에 ARB가, 2011년 Aliskiren이 출시되면서 RAA계 억제제와의 병용요법이 기대되었으나, ONTAEGET 시험[4]과 ALTITUDE 시험[5]을 근거로 말기신부전은 줄어들지 않고 급성 신장애와 고K혈증이 증가하였습니다. 이에 병용용법을 하지 않는 편이 좋다는 흐름이 형성되고 있습니다. 만약 사용한다고 해도 상당히 자신 있는 사람 이외는 피하는 것이 좋다고 생각합니다.

이처럼 RAA계 억제제를 복용하는 사람은 요주의이지만, 신장 혈류를 줄이는 NSAID를 복용하는 사람도 위험합니다. 덧붙여서 'RAA계 억제제+이뇨제+NSAID'로 AKI가 늘어났다는 보고가 있으므로 'NSAIDs를 사용하지 마라!'라고는 할 수 없지만, 사용하기 전에 경구복용약에 대한 고려를 부탁드립니다.[6]

그 외 ST 합제(sulfamethoxazole+trimethoprim 합제) 등도 자주 사용되지만, 고K혈증을 일으키기 쉬운 약이라고 할 수 있습니다.

마지막으로 개인적인 의견이지만, 체격이 작은 사람은 주의해야 합니다. K은 세포내에 포함되어 있기 때문에(체내에서는 주로 근육), 몸속 K 수용력이 작은 사람은 쉽게 고K혈증에 걸리기 쉽습니다. 예전에 고K혈증으로 임시 투석을 받은 환자군을 조사한 결과, 신부전과 함께 체표면적이 작았던 경향을 보였습니다($1.48\pm0.1\ m^2$). 155 cm, 50 kg에서 약 $1.5\ m^2$이었죠. 체격이 작은 노인에게 RAA계를 사용할 때는 이 부분에 대한 고려도 중요합니다.

참고문헌

1) Kashihara N, Kohsaka S, Kanda E, et al. Hyperkalemia in real-world patients under continuous medical care in Japan. Kidney Int Rep. 2019; 4: 1248-60.
2) Pitt B, Zannad F, Remme WJ, et al. The effect of spironolactone on morbidity and mortality in patients with severe heart failure. N Engl J Med. 1999; 341: 709-17.
3) Juurlink DN, Mamdani MM, Lee DS, et al. Rates of hyperkalemia after publication of the Randomized Aldactone Evaluation Study. N Engl J Med. 2004; 351: 543-51.
4) ONTARGET Investigators. Telmisartan, ramipril, or both in patients at high risk for vascular events. N Engl J Med. 2008; 358: 1547-59.
5) Parving H-H, Brenner BM, McMurray JJV, et al. Cardiorenal end points in a trial of aliskiren for type 2 diabetes. N Engl J Med. 2012; 367: 2204-13.
6) Lapi F, Azoulay L, Yin H, et al. Concurrent use of diuretics, angiotensin converting enzyme inhibitors, and angiotensin receptor blockers with non-steroidal anti-inflammatory drugs and risk of acute kidney injury: nested case-control study. BMJ. 2013; 346: e8525.

3 일반 외래에서 고K혈증을 보면

알아두면 좋은 관리

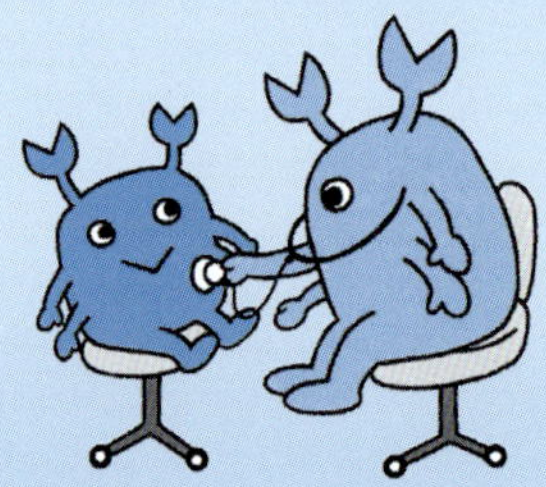

4장-1에서는 긴급성이 높은 고K혈증 이야기, 4장-2에서는 고K혈증에 걸리기 쉬운 사람 이야기를 했습니다. 그렇다면 일반 외래 등에서 고K혈증을 만나면 어떻게 해야 할까요?

먼저 할 일은 **문진과 심전도**입니다. 심전도 변화가 있는 경우, 저림이나 근력저하 등이 있는 경우에는 입원 치료를 검토하고 4장-1에서 말한 것처럼 대응하는 것이 무난합니다.

그러나 예를 들어 K=6.2 mEq/L 정도로 심전도 변화나 임상 증상이 없는 경우는 고민스럽죠. 저는 신장내과 의사이기 때문에 이 정도의 혈청 K 농도는 외래에서 많이 봅니다. 대응으로는

- 심전도
- 가슴 사진
- 체중

을 확인합니다. 가슴 사진과 체중은 체액량 파악을 위한 것입니다(**2장-3 참조**). K의 주된 배설 경로는 소변이었죠?(**4장-1 참조**) 그래서 집에 돌아가도 소변이 제대로 나오는지를 염두에 두고 관리하셔야 합니다.

그 후 먼저 고K혈증의 원인이 되는

RAA계 억제제의 중지

를 합니다. 고혈압이 걱정된다면 대신 칼슘 수용체 길항제를 투여하기도 합니다.

다음으로 체액량이 정상~과잉이면 몸에서 K을 몰아내기 위해 고리작용이뇨제를 투여하는 경우가 많습니다. 고리작용이뇨제는 2장-11에서 설명했듯이 역치를 넘지 않으면 소변으로 나오지 않고, 경구라면 생체이용률이 50% 정도이므로 Cr값× 40 mg을 내는 경우가 많습니다(이에 대한 근거는 없습니다). 신장내과가 아닌 의사가 "어, 이런 양을 사용하나요?"라고 질문하기도 하고, 약국에서도 의문 조회를 받기도 하지만 그렇게 사용하고 있습니다.

고리작용이뇨제의 투여(퓨로세마이드 100 mg 1일 1회)

탈수일 경우 수액요법 또는 경구용 수액을 마시도록 지시를 보냅니다(탈수가 심할 때는 입원을 고려하는 것이 좋다고 생각합니다).

이때 음식물 속 K 흡착제를 투여하여 음식물 속 K의 흡수를 억제합니다.

폴리스틸렌설폰산칼슘(calcium polystyrene sulfonate)

카리메트®산　15-30 g　2-3회 분복

카리메트®과립　15-30 g　2~3회 분복

카리메트®현탁액　15-30 g　2~3회 분복

아가메이트®젤리　25 g 3~6개　2~3회 분복

이처럼 다양한 제형이 있으므로 환자와 상의하여 복용할 수 있는 제형을 선택하는 것이 적절합니다(1회 먹어보면 알겠지만, 모두 먹기 어려운 약이므로, 그 점을 미리 언급해 주셔야 합니다). 또한, 장폐색 등의 기왕력이 있는 사람은 피하는 것이 무난합니다.

일본에서는 새로운 K 흡착제인 지르코늄 사이클로규산 나트륨 수화물(로케르마®)이 승인되었습니다.

4장—1에서 탄산수소나트륨은 긴급성이 높은 고K혈증에서는 그다지 효과가 없다고 설명했습니다. 근거는 없지만 산증(acidosis)이 있는 경우에는 산증보다는 정상범위 쪽이 좋으므로 보정해 둡니다. $HCO_3^- < 22$ mmol/L일 때 고려합니다.

탄산수소나트륨의 투여(1-3 g 1일 3회)

이뇨제 사용법에 대해서 한마디. 저희 병원에서는 체중으로 이뇨제를 조절하는 경우가 종종 있습니다. 예를 들어 처방전을 '**퓨로세마이드 100 mg 아침 체중이 60 kg 이상일 때 경구복용**'. 이렇게 하면 매일 진지하게 계속 복용한 결과 탈수가 되는 것을 피할 수 있습니다(체중 관리의 중요성을 환자와 공유하기 위해 체중을 재는 습관을 들이는 것도 임상적으로 중요합니다).

ADL (activities of daily living)이 나빠서 체중을 측정할 수 없는 경우에는 '2일 간격이나 3일 간격으로 경구복용'이라는 지시를 내리기도 하는데, 이렇게 하면 체중 관리에 소홀해지기 마련입니다.

이처럼 처방하고 1-2주 후 재진합니다. 그래서 K이 정상화되었다면 서서히 원래의 처방으로 되돌아가는 것입니다.

고K혈증이 걸리는 데는 대체로 어떤 원인이 있습니다. 예를 들어 귤을 너무 많이 먹었다든지, 토마토 등 여름 채소를 너무 많이 먹었다든지, 저염식을 위해 샀던 소금이 천일염이어서 염화칼륨이 함유되었다든지, 정형외과에서 NSAID를 처방받은 경우 등 다양한 원인이 있을 수 있습니다. 이 부분은 식사 지도를 하거나, 타 과와 연계하여 대응하는 것이 좋습니다(저는 정형외과 의사에게 현재 복용 중인 먹는 약과 최근 자료를 첨부해 상황을 보고하고 있습니다).

특히 주의해야 할 건강식품으로는 클로렐라와 스피룰리나 등이 있습니다. 이들 식품에는 1일 섭취 상한을 훨씬 넘는 양의 K이 함유되어 있으므로(1,000−1,500 mg/100 g, 참고치), 신기능 장애가 있는 환자에게는 "이런 것들은 손대지 마세요."라고 하는 것이 중요합니다. 그 밖에도 말린 고구마 줄기는 100 g당 K 10,000 mg입니다! 다진 다시마는 100 g당 8,200 mg, 톳은 100 g당 6,400 mg(많이 먹지는 않겠지만)을 함유하고 있습니다.

K의 1일 최대 섭취량은 1,500 mg 정도입니다(체격이 작으면 더 적게 섭취해야 합니다).

K 분자량은 39이므로 1 mEq＝39 mg입니다. 흔히 눈엣가시처럼 여기는 바나나는 1개에 5 mEq(＝195 mg) 정도, 다시마차, 코코아는 100 mL에 10 mEq (395mg)가 들어 있습니다.

여기서부터는 여담이지만, "외래에서 그런 K 수치를 보면 당황하지 않으십니까?"라고 묻는 경우가 많습니다.

먼저 채혈 때 K이 상당히 올라가는 것으로 알려져 있습니다. 채혈 시 K 수치는 0.2 mEq/L, 최대 1.7 mEq/L라는 보고가 있습니다.[1] 또한, 방치된 검체에서는 적혈구에서 K이 나와 수치가 올라가며 채혈 중 용혈도 그렇습니다. 이 중에 커피를 마시면 0.4 mEq/L로 올라가고,[2] 금단 섬망으로 1.0 mEq/L 올라간다[3]는 말도 있습니다. 이는 내인성 카테콜아민의 작용과 관련된 것으로 보입니다. 또한 K은 섭취 후 바로 흡수되는 것으로 알려져 있으므로 진찰 직전의 식사 영향은 무시할 수 없습니다(게다가, 귤은 작은 알맹이에 싸여 있으므로 흡수가 늦다는 이야기도 있을 정도입니다).

이처럼 K은 여러 요인에 의해 움직이기 때문에 이후 순조롭게 소변이 나오고 K이 배설되는지를 생각하고, K 부하를 피하고 K을 올리는 요인을 제거하는 것이 외래에서 K 관리의 핵심입니다.

참고로 신기능이 정상인 사람은 K을 제한할 필요가 전혀 없습니다. 건강한 사람에게는 '건강보조식품이나 녹즙은 돈이 있으면 드세요'라고 이야기합니다. 다만, '그렇게 효과가 있다면 이미 약이 되었겠죠?'라고 한마디 덧붙이긴 합니다.

참고문헌

1) Wiederkehr WR, Moe OW. Factitious hyperkalemia. Am J Kidney Dis. 2000; 36: 1049-53.
2) Passmore AP, Kondowe GB, Johnston GD. Caffeine and hypokalemia. Ann Intern Med. 1986; 105: 468-9.
3) Laso FJ, González-Buitrago JM, Martin-Ruiz C, et al. Inter-relationship between serum potassium and plasma catecholamines and 3': 5' cyclic monophosphate in alcohol withdrawal. Drug Alchol Depend. 1990; 26: 183-8.

4

저K혈증

천천히 천천히 보정

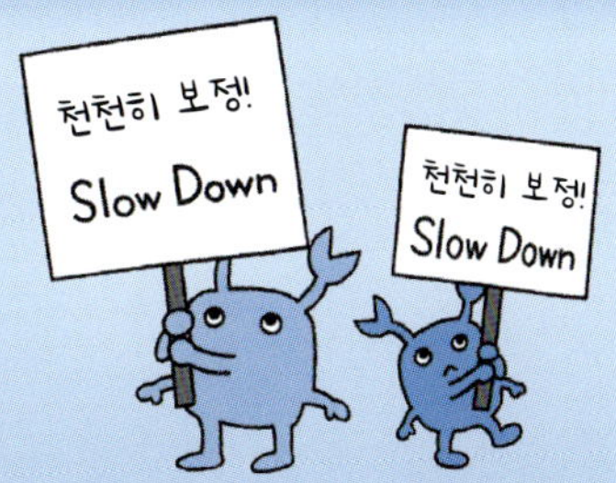

계속해서 저K혈증입니다. 임상에서 자주 만납니다.

긴급성이 높은 저K혈증은 아래와 같은 증상을 동반하는 경우입니다.

- 부정맥
- 근력저하(심하면 호흡근 마비 등의 상태로 올 수 있음)

이 경우 먼저 혈청 K을 **점진적으로** 보정해야 합니다. **염화칼륨의 정맥 주사는 심정지를 일으키므로 금기**, 상한선을 지켜 보정해야 합니다.

그래서 '경구로 교정할 수 없을까?' 하는 생각부터 들었습니다. K의 정맥주사는 뒤에 설명하겠지만 여러 요인을 고려해야 하므로 부득이한 경우를 제외하고는 경구용 K 제제를 사용하여 서서히 K을 높여가곤 합니다. 그러나 임상 현장에서는 경구투여가 불가능한 상태도 있으며, 이 경우 정맥주사로 보정합니다. 경구용 K 제제는 표 3에 정리하였습니다.

최대값은 **40 mEq/시간**으로 되어 있지만, 이것이라면 꽤 위험할 수 있으므로 안전계수를 곱한 **10–20 mEq/시간을 최대**라고 생각합니다(사실 이것도 무섭습니다). 1일 보정량의 최대값은 100–120 mEq이므로, 긴급성이 낮은 말초 점적으로 보정한다면 **현실적으로 5 mEq/시간**이 됩니다. K의 정맥주사는 혈관장애가 일어나거나 혈관통이 심할 수 있으므

표 3 경구 K 제제

일반명	상품명	K 함유량	1일 표준 투여량
염화칼륨	케이콘틴서방정 600 mg	1정 중 8 mEq	1,200-3,000 mg 적절히 나누어 분복한다.

로, 5 mEq/시간이 상한이라고 생각합니다(중심정맥 등이라면 10 mEq/시간으로도 가능). 이러한 혈관통증은 농도에 의존하고 있으므로 최대 40 mEq/L 이하로 희석하는 편이 무난합니다.

예: 생리식염수 500 mL + KCL 20 mEq를 1시간 이상 소요

한 가지 더, K을 보정할 때는 반드시 요량을 확인합니다. 어떤 이유로 신장에서 온 K 배설이 항진하고 있는 상황(예를 들어 고리작용이뇨제 사용 중, 일차알도스테론증 등)에서는 계속 넣어도 신장에서 배설되므로 걱정할 필요 없지만(K이 천천히 상승할 뿐), 어떤 이유로 소변이 나오지 않을 때는 갑자기 K이 올라갈 수 있습니다(그림 3). 세포내에 많이 포함된 이온인 K이 보충되면 먼저 혈중에서 세포내로 K이 들어가, 세포내 K이 포화되면 혈청의 K이 급격하게 상승합니다(그림 4). (따라서 소변이 나오지 않는 상황에서는 특히 주의해야 합니다.)

그 부분을 의식하면서 K 보충을 하는 것이 좋습니다.

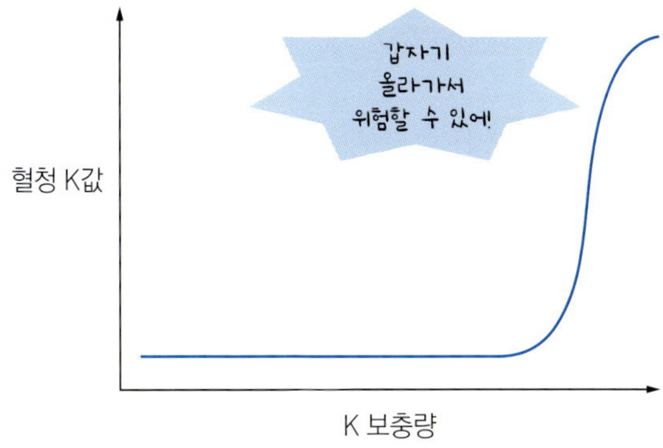

그림 3 갑자기 K이 상승

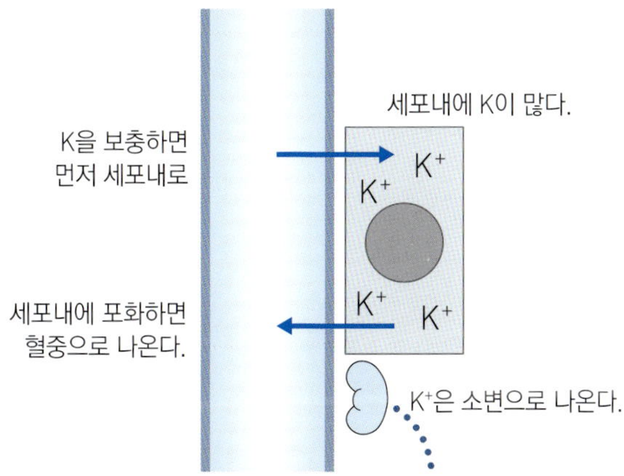

그림 4 K이 급상승하는 이유

다음으로 저K혈증이 일어나기 쉬운 병태를 설명하겠습니다.

임상적으로 많은 것은 설사나 구토로 인한 것이지만, 이것은 일시적인 경우가 대부분이므로 크게 걱정하지 않아도 됩니다. 체액량 감소를 관리할 때 일반적인 수액요법으로 충분합니다(**2장—3, 4 참조**).

임상에서는 고리작용이뇨제를 많이 사용하여 저K혈증이 발생할 수 있습니다. 이 경우에는 필요에 따라 K 제제의 보충, 앞에서 설명한 것처럼 복용 시 체중을 결정하는 등의 노력이 효과적입니다.

우리가 해야 할 일은 이 부분이지만, 약제의 공급이 불안정해지거나 발매가 중단되는 경우가 있으므로 현재 어떤 약을 사용할 수 있는지에 대한 정보를 항상 업데이트해야 합니다(표 3).

저Mg혈증(**5장—6**)에도 나오지만 저Mg일 때는 저K이 잘 호전되지 않으므로 이 부분도 보정해 주어야 합니다.

5 저K혈증의 위험인자

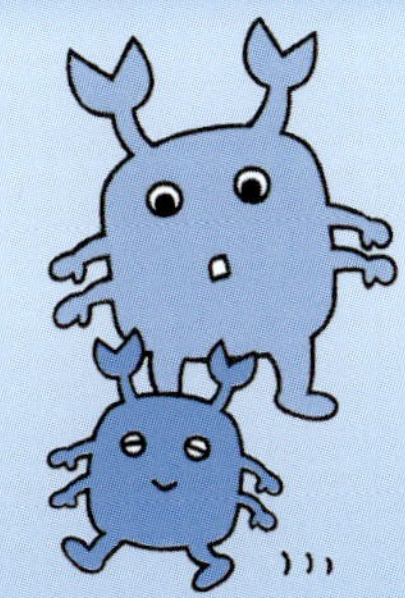

고혈압 · 레닌 낮은 값 · 알도스테론의 높은 값

저K혈증에 걸리기 쉬운 사람은 어떤 사람일까요? 학생이나 전공의에게 질문하면 '기텔만 증후군'이나 '바터 증후군'이라는 대답이 돌아옵니다. 물론 옳은 답이긴 하지만, 이것들은 매우 희귀한 질병입니다.

학생이나 초보자에게 많이 보이는 경향으로 '빈도를 무시하고 있다'입니다. 신장내과 의사를 하면서도 기텔만 증후군이나 바터 증후군은 1년에 겨우 한두 번 정도 만나곤 합니다. 그것보다도 이뇨제 과다 복용이나 섭취부족 쪽이 압도적으로 많습니다. 희귀한 질환만 떠올리면 감별진단을 잘할 수 없게 되므로 '이 병의 빈도는'이라는 질문을 항상 해주시기를 바랍니다. 습관처럼 질환의 빈도를 확인해 주세요. 이처럼 먼저 큰 틀에서 파악하는 것이 중요합니다.

본론으로 돌아가 봅시다. 단순하게 생각하면 'K의 섭취부족'이나 'K의 상실'이라고 할 수 있습니다(그림 5). 이런 식으로 먼저 큰 틀을 잡는 것이 중요합니다.

사람의 몸에는 보통 '항상성(homeostasis)'이 존재하기 때문에 K의 섭취가 부족하면 배설을 억제하고, 섭취가 많으면 배설을 증가시켜 혈청 K 수치를 정상범위로 유지합니다(그림 6).

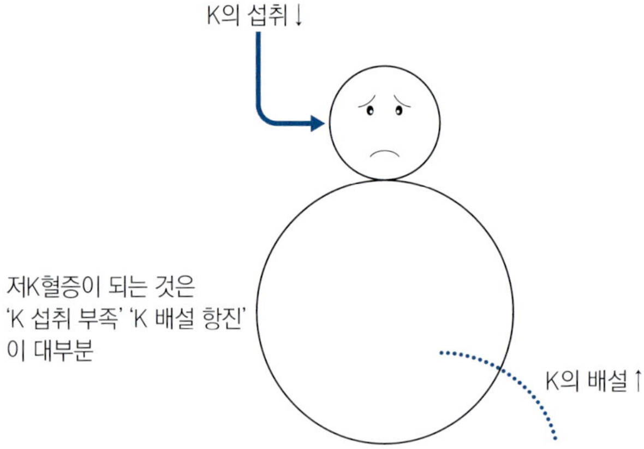

그림 5 저K혈증의 원인

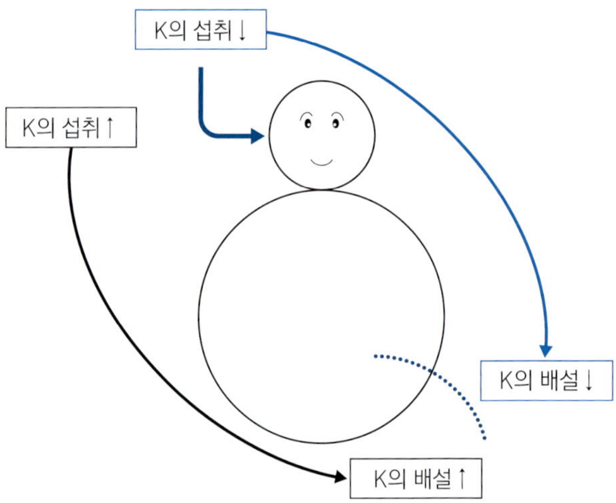

그림 6 항상성

아무것도 하지 않으면 정상범위로 유지될 것이므로, 유지되지 않는다면 그 이유를 생각해 보자.

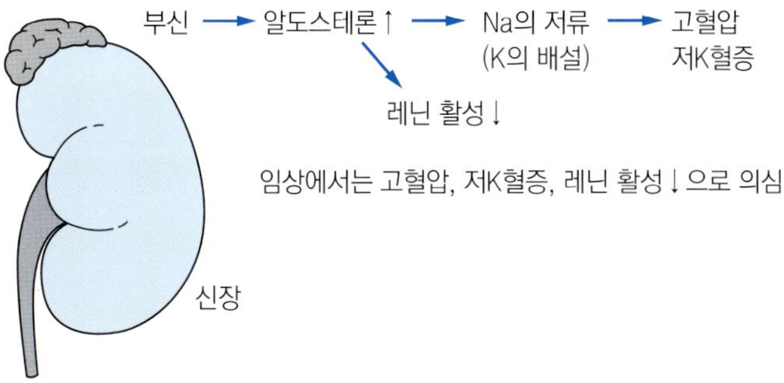

그림 7 **일차알도스테론증의 병태(간략판)**
이런 식으로 병태를 파악하는 것이 중요하다.

일차알도스테론증이라는 질병을 예로 들어 생각해 봅시다.

이 병은 부신에서 알도스테론이 과다 분비됩니다. 그 결과 신장의 집합관에서 MR 수용체에 작용하여 K를 소변으로 배설하고, 그 대신 Na을 몸에 흡수하여 체액량 과잉으로 인한 고혈압을 일으킵니다(그림 7).

따라서 임상에서는 혈압이 높고, 혈청 K이 낮고, 요중의 K이 높으면 일차알도스테론증을 의심해야 합니다. 또한, 알도스테론이 과다 분비되어 레닌이 억제되므로 고혈압, 저K혈증, 저레닌 혈증을 보입니다. 이때는 정밀 검사를 위해 전문의에게 의뢰합니다.

전문의는 이러한 소견이 있을 때 K 배설에 영향을 미치는 요소, RAA계 억제제, β차단제 등의 사용 등을 확인하고 여기에 영상진단 등을 추가하여 최종 진단을 내립니다.

K 배설을 증가시키는 약물로 어떤 것이 있을까요? 임상에서는 압도적으로 '**고리작용이뇨제**'입니다. Na–K–2Cl 통로를 차단해 소변을 내보냅니다(그림 8, **2장–11 참조**).

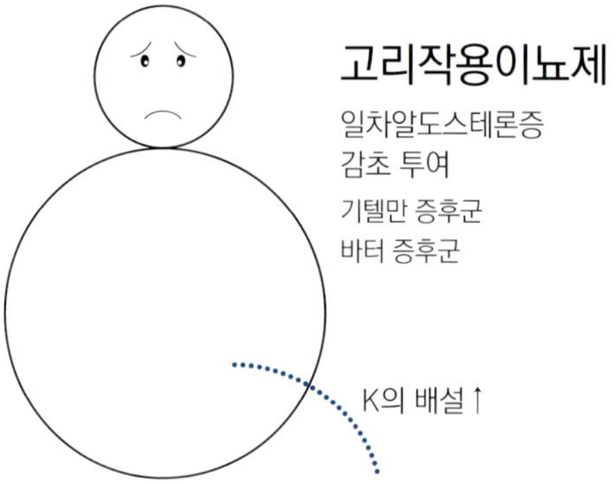
고리작용이뇨제
일차알도스테론증
감초 투여
기텔만 증후군
바터 증후군
K의 배설↑

그림 8 K 배설 항진의 요소

이때 요중으로 K이 나오기 때문에 저K혈증이 됩니다. 일차알도스테론증은 앞서 설명한 것처럼 저K혈증입니다.

요중 K의 값으로 감별할 수 있는지 궁금하실 텐데요. 15–20 mEq/L가 하나의 기준으로 이용되는 경우가 많지만, 이는 편의상 기준으로 생각하시면 됩니다. 진단 기준이라는 것은 데이터를 모아 민감도, 특이도 중 어느 쪽이 가장 좋게 결정되거나, 또는 예전에 세워진 기준대로 '왠지 모르게 정해져 있는' 정도의 경우가 많습니다. 다만, 요중 K<15 mEq/L, <13 mEq/gCre에서는 명백하게 배설 장애라고 한다든지,[1,2] UpToDate에 따르면 '40 mEq/L이면 K 배설 항진'으로 보는 것이 타당합니다. 다만 이뇨제를 사용하면 전혀 알 수 없으므로 병력, 투약력이 더 중요합니다.

'TTKG는 K 이상의 감별에는 도움이 되지 않는다'라는 논문도 나와 있어, 최근에는 일상적으로 TTKG를 사용하지 않는 추세입니다.[3]

요중 K 배설량은 개인에 따라 다양하므로 평소 요전해질을 보고 '저K혈증인데 이렇게 K이 나오니 이상한데?'라는 생각을 한다는 것이 중요합니다. 기텔만 증후군, 바터 증후군에 관해서는 교과서를 참고하시기를 바랍니다.

섭취부족이라면 해결은 간단합니다. 이것은 병력을 들어보면 알 수 있고, 보통 혈청 K도 요중 K도 낮으므로 수액요법을 하면 됩니다.

희귀한 질환으로 주기마비(periodic paralysis)가 있습니다. 이는 K 통로 이상으로 알려져 있는데, 마비+저K혈증일 때 감별질환으로 고려하면 됩니다.

저K혈증을 피해야 할 다음의 병태에 대해 기억해 두십시오.

간경변 환자

저K혈증에서는 신장에서 암모니아 생성이 증가합니다. → 간성뇌증의 위험이 커지기 때문에 포타슘보전이뇨제를 선호합니다.

심부전 환자

저K혈증은 부정맥을 일으키기 쉬우므로 K을 정상범위로 유지하도록 주의해야 합니다.

디기탈리스 제제 복용 중인 환자

최근에는 많이 사용하지 않지만, 간혹 심부전 환자의 심박수 조절 등에 사용하는 경우가 있습니다. 저K혈증은 디기탈리스 중독을 악화시키므로 주의해야 합니다.

그렇다면 저K혈증을 방치하면 어떻게 될까요?

Hypokalemia induced renal dysfunction이나 hypokalemic nephropathy라는 개념이 있어 혈중 K<3 mEq/L가 지속될 때 사이질장애를 일으키는 것으로 알려져 있으며, 저K혈증이 지속되면 인슐린 분비 기능이 저하되어 당뇨병이 나빠지는 것으로 알려져 있습니다. 이뇨제가 주된 항고혈압제일 때 저K혈증을 일으키는 경우가 많고, 이에 따라 내당능 이상을 일으키기 쉽기 때문이라고 합니다.

여기서 한 가지 주의할 점이 있습니다. **저Na혈증과 저K혈증을 합병했을 때의 K의 보정은 아주 천천히 해야 합니다**. 이것은 옛날 선배 의사의 조언입니다. K이 낮으면 부정맥을 일으킬 것이라고 생각해서 상한선을 걸쳐 아슬아슬하게 보정했더니, 갑자기 Na이 급증해 간담이 서늘해진 적이 있었습니다.

생리학 교과서를 읽으면 Edelman 식이라는 것이 나옵니다.

혈장 Na 농도 = (체내 총 Na+ 체내 총 K) / 총수분량

'어떻게 체내 총 Na, 총 K을 측정하는가?'라는 의문은 있는데, Na의 농도인데 K이 중요하게 작용하고 있다는 의미만은 이해할 수 있습니다(보통 몸속 전해질은 Na=140 mEq/L, K=4.0 mEq/L인데, 이 식에서는 Na과 K의 가중치가 1:1입니다). K의 보충만으로도 상당히 Na이 올라가기 때문에 저Na혈증, 저K혈증을 보정할 때는 Na은 적당히 조정하는 편이 좋습니다(Na은 천천히 올리자는 것은 3장—7에서 말씀드렸죠).

참고문헌

1) Groeneveld JHM, Sijpkens YWJ, Lin S-H, et al. An approach to the patient with severe hypokalaemia: the potassium quiz. QJM. 2005; 98: 305-16.
2) Lin S-H, Lin Y-F, Chen D-T, et al. Laboratory tests to determine the cause of hypokalemia and paralysis. Arch Intern Med. 2004; 164: 1561-6.
3) Kamel KS, Halperin ML. Intrarenal urea recycling leads to a higher rate of renal excretion of potassium. Curr Opin Nephrol Hypertens. 2011; 20: 547-54.

6

거짓고K혈증에 주의

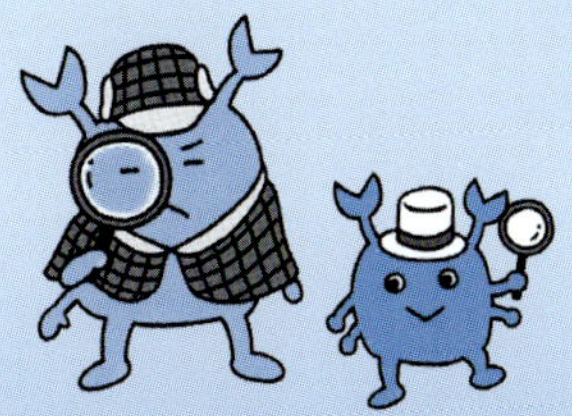

산염기평형과의 관계

이 책에서는 초보자의 이해를 돕기 위해 산염기평형에 대해 거의 언급하지 않았지만, 한 가지 잊으면 낭패를 볼 수 있는 K의 함정에 관해 설명하겠습니다.

pH가 높으면(알칼리증) K은 낮아지고, pH가 낮으면(산증) K은 높아집니다(혈중의 H^+가 많은 산증에서는 항상성을 유지하려고 해 세포내로 H^+를 흡수하여 K^+을 혈중으로 내보냅니다. 알칼리증은 그 반대). 여기서 가장 걱정해야 할 것은 당뇨병케토산증의 치료입니다.

미국당뇨병학회의 알고리즘(그림 9)에서는 충분한 수액요법 외에도 인슐린의 보충, 그리고 K의 보충이 중요하다고 합니다. 'K=3.3-5.3 mEq/L에서는 20-30 mEq의 K을 보충하라'고 적혀 있습니다. 이 병태에서는 산증이지만, 이것이 개선되면서 K이 낮아지고, 인슐린의 작용에 의해서도 K이 낮아져 저K혈증이 됩니다. DKA의 치료는 잘 되었지만, 저K혈증으로 부정맥을 일으켰다고 할 수는 없기 때문에 이 점을 잘 기억해야 합니다.

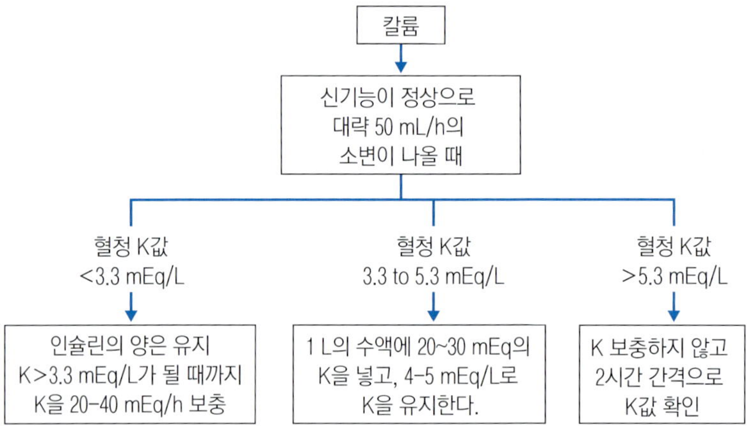

그림 9 당뇨병케토산증(diabetic ketoacidosis)의 치료 알고리즘(발췌)

다른 이야기이지만 제가 놀란 논문은 '천식 발작에 멥틴® 흡입을 많이 했더니 저K혈증에 걸렸다'라는 보고가 있습니다.[1] 해외 가이드라인 등에는 β_2 자극제 흡입이 고K혈증 치료로 적혀 있습니다(현재 일본에서 승인된 약은 없습니다). 이런 일도 일어날 수 있다는 것을 알아두면 혹시 모를 때 도움이 될지도 모릅니다.

참고문헌

1) 野間 聖, 久保田真吾, 松木薗和也, 他. 塩酸プロカテロールの多量吸入により乳酸アシドーシスと低カリウム血症を起こした気管支喘息発作の1 例. 日呼吸会誌, 2007; 45: 361-5.

5

Chapter

마이너 전해질 이상

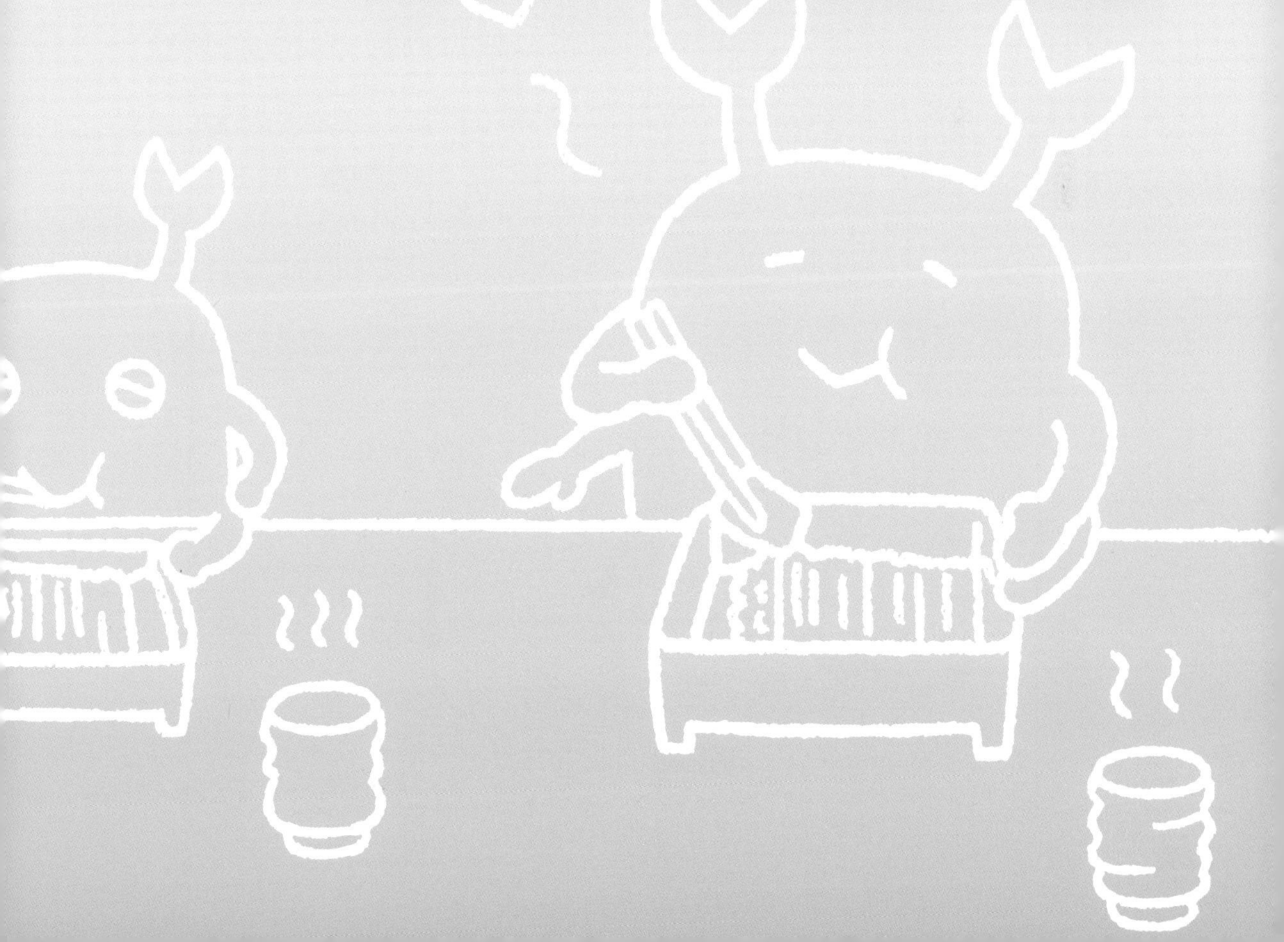

1 고Ca혈증

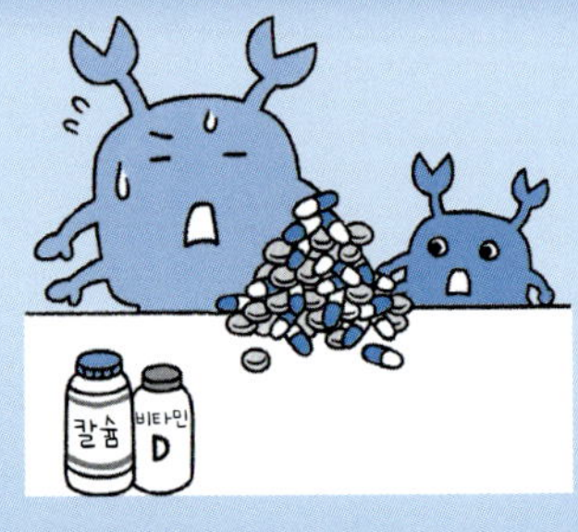

대체로 약제성, 악성종양
의외로 많은 원발성 부갑상샘항진증

이 장에서는 Na 이상이나 K 이상보다 훨씬 마이너한(빈도가 적은) 전해질 이상을 설명합니다. 먼저 고Ca혈증부터 보겠습니다.

보통 임상에서 Ca을 측정할 기회는 그다지 많지 않지만, 채혈하면 이상치였다는 것은 종종 있습니다. 먼저 Ca의 대사에 대해 간단히 설명하겠습니다(그림 1).

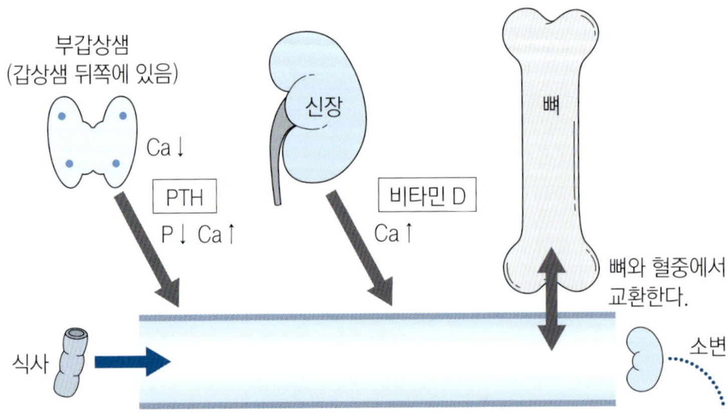

그림 1 Ca의 조절기전

신체 중 Ca을 가장 많이 함유한 것은 뼈입니다. 식사에서 Ca을 흡수하고 뼈와 혈중 사이에서 Ca을 주고받으며 요중으로 배설함으로써 일정치를 유지하고 있습니다.

신장에서 활성화된 비타민D는 장관으로부터 Ca 흡수 ↑, 뼈로부터 Ca 흡수 ↑, 신장으로부터 Ca 배설 ↓ 등에 의해 혈중의 Ca을 상승시킵니다.

또한 부갑상샘호르몬(parathyroid hormone, PTH)의 기본적인 기능은 P을 요중으로 배설시키는 것입니다. 'Phosphate Trash Hormone(P을 버리는 호르몬)'이라고 기억합시다. PTH에는 그 밖에도 신장에서의 Ca 재흡수↑, 비타민D의 생성↑ 등의 작용이 있으며, 이것들도 Ca을 올리는 방향으로 작용합니다.

임상에서 가장 많이 만나는 것은 의원성 고Ca혈증입니다. 즉, 위에 설명한 Ca을 상승시키는 작용이 있는 물질을 과다하게 투여한 결과 고Ca혈증이 발생하는 경우가 대부분입니다.

고Ca혈증에서는 소변의 농축력 장애가 일어나 소변량이 늘어서 신장전(prerenal) 신부전을 초래할 수 있고, 만성 고Ca혈증에서는 신장 사이질에 Ca염을 침착시켜 사이질 신장염을 일으킬 수 있습니다(저도 여러 번 신장에 Ca염의 침착을 본 적이 있습니다. Kossa 염색이라는 방법으로 염색할 수 있습니다).

하지만 실제로 자주 접하는 경우는 다음과 같습니다. 예를 들어 A의원에서 비타민D를, B의원에서 Ca제제를 처방받고 있는 상황에서, 거기에 추가로 환자 자신이 몸에 좋다고 생각해 Ca이나 비타민D가 함유된 우유나 보충제를 섭취하고 있는 경우 등입니다. 이 경우는 그림 2와 같이 식사와 비타민D라는 두 가지 요인으로 인해 고Ca혈증이 발생합니다.

대처 방법은 약제의 중지와 수액요법입니다. 수액요법은 탈수 정도에 따라 시행합니다. 체액량 감소의 관리는 잘 되어 있겠죠? (2장—6 참조)

그 밖에 싸이아자이드계 이뇨제도 요중 Ca 배설을 억제하므로 이들 약을 사용할 때는 가끔(계절에 1회 정도) Ca 수치를 확인하는 것이 좋습니다.

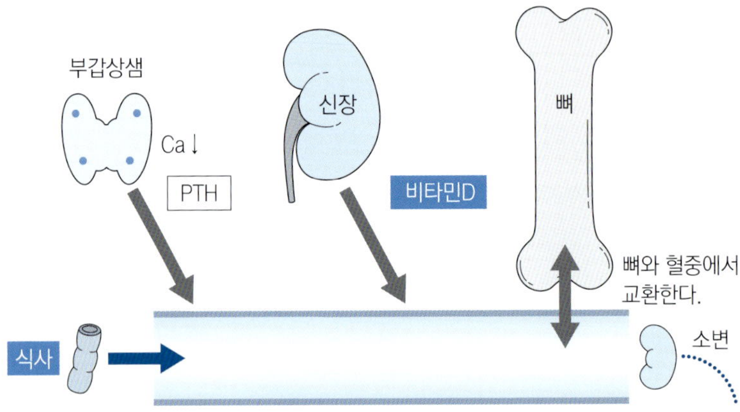

그림 2 Ca↑의 상황

그 밖에는 악성종양에 동반되는 고Ca혈증이 유명합니다. 일명 malignancy associated hypercalcemia (MAH)라고 합니다. PTH와 같은 작용을 하는 호르몬(PTH related hormone, PTHrH)을 생산하는 종양, 비타민D를 만드는 악성 림프종 등이 존재합니다(압도적으로 전자가 많습니다).

그 밖에는(주로 전이된) 종양세포가 국소에서 뼈를 흡수하여 고Ca혈증을 일으키는 것도 알려져 있습니다. 골 전이가 잘 되는 종양으로는 유방암, 다발골수종, 전립선암 등을 들 수 있습니다. 이 경우에는 위에 설명한 체액량 감소의 관리와 함께 병적인 뼈흡수를 막아야 합니다. 초보자라면 이런 환자를 다룰 일은 없겠지만, 그래도 다음과 같은 처방을 기억해 두세요.

<칼시토닌 제제>

엘시토닌® 40단위 정맥주사(단, 효과가 금방 사라짐)

<비스포스포네이트>

졸레드론산(조메타레디®) 4 mg(15분에 걸쳐 정맥주사, ※보험 적용은 악성종양에 수반되는 고Ca혈증만 해당)

<RANKL 단클론항체>

데노수맵(프롤리아®)

그리고 유명한 것은 유육종증(sarcoidosis)에 동반된 고Ca혈증인데, 이것은 유육종증의 진단이 상당히 어렵기 때문에 생략합니다.

임상에서 의외로 마주치는 것이 무증상 고Ca혈증에서 원발성 부갑상샘항진증이 발견되는 경우가 있습니다(그림 3).

PTH는 생리적으로는 Ca의 저하를 신호로 혈중으로 방출되어 Ca↑, P↓이 되는 호르몬이지만 샘종이 되어 자율적으로 PTH를 분비하는 경우가 있습니다. 이 경우에는 Ca

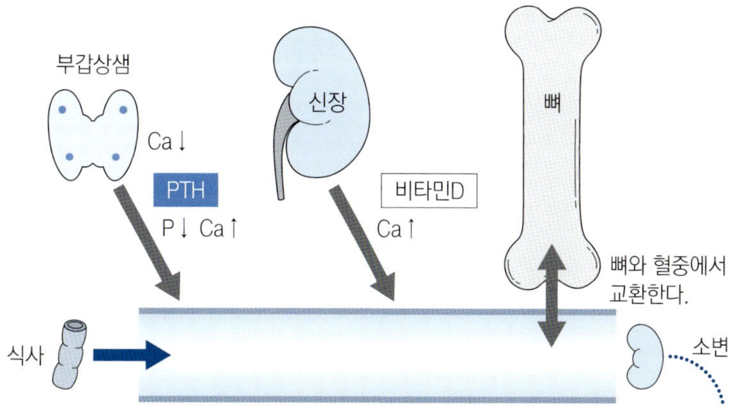

그림 3 원발성 부갑상샘기능항진증

의 상승과 더불어 P이 내려갑니다. 요중 Ca의 배설량 확인, 골다공증의 상태 평가, 초음파 및 CT를 통한 종양의 국소화 확인, MIBI 스캔을 통한 샘종의 국소화 확인 등을 통해 확정진단합니다. 치료법으로 시나칼셋(레그파라®)이나 에보칼셋(오르케디아®)를 복용하거나 수술로 샘종의 적출입니다만, MEN 1형이 숨어 있을 가능성도 있으므로 내분비내과 전문의에게 전원하는 것이 좋습니다.

최근 좋은 리뷰를 발견했습니다.[1] 이에 따르면 골 대사가 주요 표적인 것 같습니다. 놀랍게도 피로, 불안, 우울증, 인지 기능 장애 등도 일으킨다고 쓰여 있습니다. 다만 이것들은 비특이적인 증상이므로 실제 임상에서는 나이에 걸맞지 않은 골다공증이나 반복되는 Ca 결석 때 Ca 농도를 측정해서 부갑상샘항진증을 찾게 될 것입니다.

마지막으로 HTLV-1이 많은 지역에서는 HTLV-1에 따른 고Ca혈증이 있습니다.

참고문헌

1) Zhu CY, Sturgeon C, Yeh MW. Diagnosis and management of primary hyperparathyroidism. JAMA. 2020 Feb 7. Epub abead of print.

2 저Ca혈증

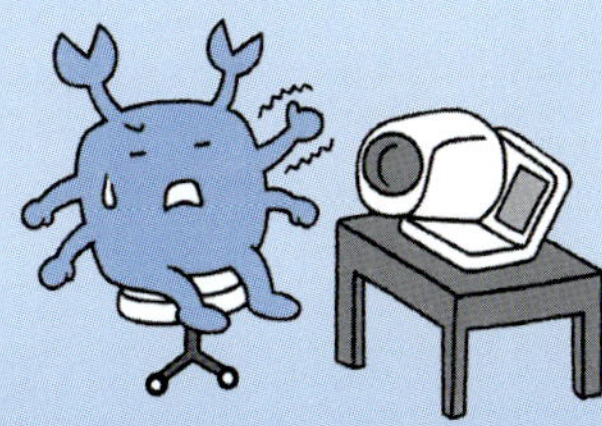

대부분 만성콩팥병

다음은 저Ca혈증입니다.

저Ca혈증은 드물어요. 함정이 있는데 저알부민혈증일 때는 검사 수치로는 저Ca혈증처럼 보일 수 있으므로 보정식을 기억해 두어야 합니다.

보정 Ca=(4−Alb)+Ca 수치

예를 들어 신증후군으로 저알부민혈증일 때는 검사 결과 Ca 수치가 낮아집니다.

Alb=1.2 g/dL에서 Ca=6.8 mg/dL이었다고 합시다. 이 경우는 보정 Ca=(4−1.2)+6.8=9.6으로 정상범위 내입니다.

일반의가 임상에서 만나는 저Ca혈증은 대부분 만성콩팥병일 것입니다. 그림 4를 보세요. 신부전이 진행되고 비타민D의 활성화가 저하됨에 따라 저Ca혈증이 발생합니다. 이 경우의 치료는 비타민 D를 보충하면 됩니다.

의외로 잘 알려지지 않았다고 생각하는 것이 신선동결혈장(fresh frozen plasma, FFP)을 대량으로 투여했을 때 생기는 저Ca혈증입니다. FFP에는 항응고제로 구연산 나

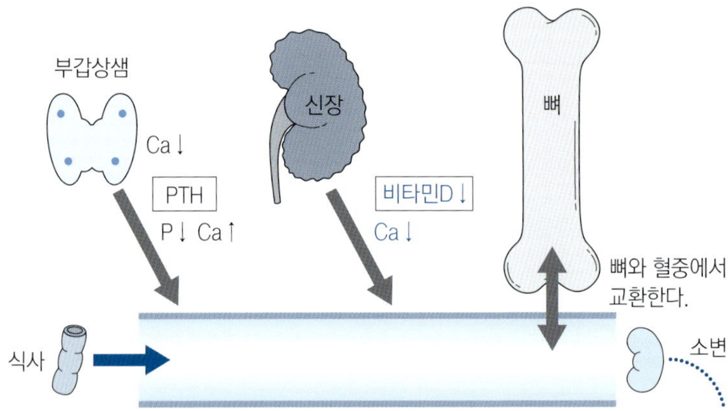

그림 4 만성콩팥병에 의한 저Ca혈증

트륨이 함유되어 있으며, 이 구연산이 혈중으로 들어가면 Ca 이온과 결합함으로써 저Ca 혈증을 일으키는 것으로 알려져 있습니다. 따라서 혈장교환 시 혈압을 측정할 때 환자분들이 손이 저리다고 호소하는 경우가 있습니다. 제가 혈장교환을 처방할 경우, 총 28단위 FFP를 사용할 때 14단위 사용 후 글루콘산칼슘을 보충하도록 처방합니다(글루콘산칼슘 1 A을 10분에 걸쳐서 정맥주사).

그 외에는 PTH가 분비되지 않거나, 분비되고 있지만 작용이 약한 희귀한 질환들만 있습니다(그림 5).

PTH가 분비되지 않는 상황은 갑상샘 전체 적출로 부갑상샘도 적출하는 경우 등을 들 수 있는데, 이는 술자나 외래 추적관찰자가 알고 있으면 충분합니다. 선천성의 저형성이나 결손의 특발성 부갑상샘저하증과 가성 부갑상샘저하증(Ia형, Ib형, II형으로 분류)은 매우 드문 질환이라고 생각합니다.

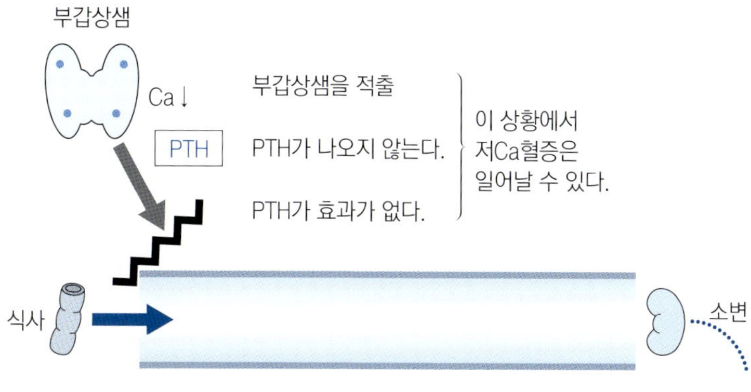

그림 5 PTH↓에 의한 저Ca혈증

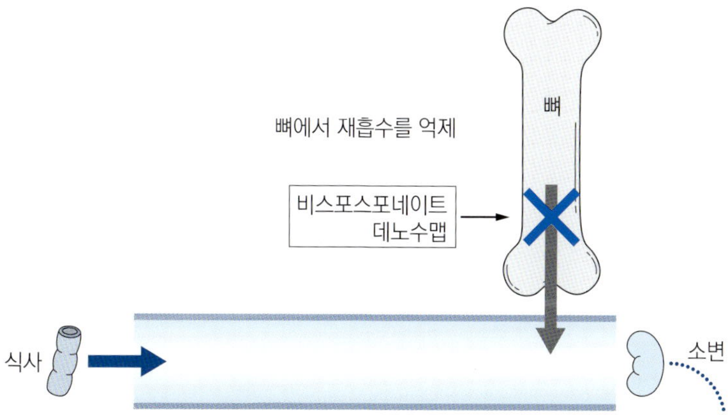

그림 6 약제에 의한 저Ca혈증

앞서 언급했듯이 고Ca혈증 치료제나 골다공증 치료제를 사용하면 뜻하지 않게 저Ca혈증이 생길 수 있습니다(그림 6). 비스포스포네이트나 데노수맵 등을 사용할 때는 수시로 Ca을 점검해 주십시오.

여기서 잠깐 말씀드릴 것이 있는데, 금세기 들어 PTH에 작용하는 약이 등장했다는 것입니다. 약제성에 저Ca혈증을 일으키는 빈도가 높아지고 있습니다. 만성콩팥병 환자에게 사용되는 부갑상샘의 Ca 수용체에 직접 작용하여 PTH를 억제하는 시나칼셋(레그파라®), 에테르칼세티드, 에보칼셋 등은 저Ca혈증을 일으킬 수 있습니다. 이것들은 투석 환자의 이차성 부갑상샘항진증에 대해 사용되는 경우가 많습니다.

이상을 정리하면, 저Ca혈증의 감별에는 병력과 투약력이 매우 중요한 것이 됩니다.

마지막으로 한마디. 저K혈증에서도 언급했지만, 저Mg혈증은 저Ca혈증을 일으킬 수 있으므로 Mg을 체크하고, 낮은 경우 보충해 주어야 합니다(5장—6 참조).

3 고P혈증

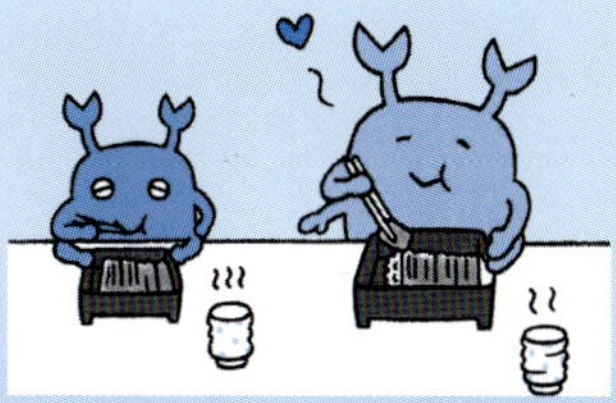

이것도 만성콩팥병이 대부분

이어서 고P혈증입니다. 바로 만성콩팥병이 대부분이죠.

P의 대부분은 소변으로 배설되기 때문에 신기능 장애가 진행되면 고P혈증이 됩니다.

단, 임상적으로 판단할 수 있는 고P혈증은 보통 eGFR이 30 mL/min/1.73m^{2}를 밑돌아야 혈청의 P이 올라가기 때문에 신기능이 정상인 경우에는 다른 원인을 생각하는 것이 좋을 것입니다. 참고로 고P혈증은 만성 신기능 장애뿐만 아니라 급성 신장장애에서도 발생합니다. 급성 신장장애의 경우는 뭐니 뭐니 해도 기저질환의 치료가 우선입니다.

신기능이 정상인 경우에는? Ca과 P은 하나로 묶어 생각해야 하므로 Ca도 측정하여 생각합시다. 이처럼 하나로 묶어야 할 것으로는 ACTH와 코티솔, fT4와 TSH, 레닌 활성과 알도스테론 농도, sOsm과 uOsm 등 많이 있습니다. 톰과 제리 같은 존재죠.

P과 Ca 모두에 관련된 호르몬은 PTH입니다. PTH는 P을 낮추고 Ca을 올리는 호르몬이므로 이것이 저하되면 고P혈증이 될 수 있습니다(저Ca혈증이 있을 것)(그림 7). 이것은 상당히 드문 질환이지만 갑상샘 수술 시 부갑상샘을 제거한 경우 등에 일어날 수 있습니다. 신부전이 아닌데도 P이 높은 상태라면 내분비 전문의에게 보내야 할 것입니다.

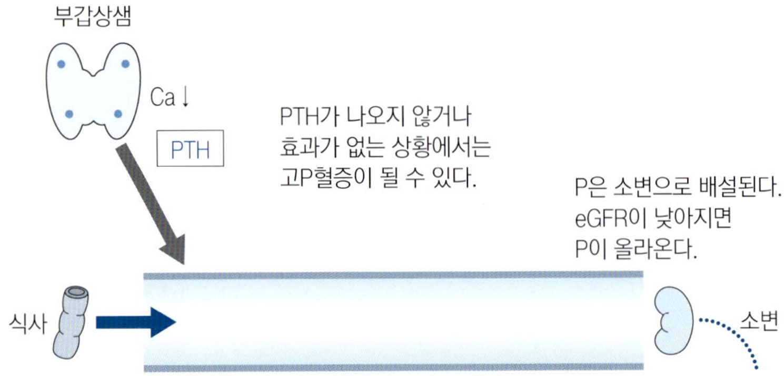

그림 7 고전적 P의 조절기전

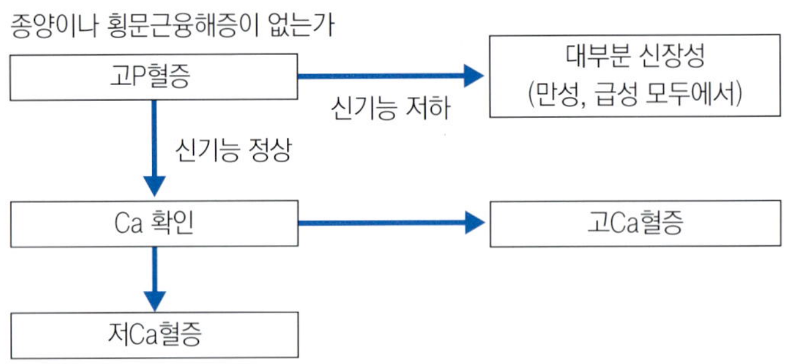

그림 8 고P혈증을 생각해 보자

이런 흐름이지만, 신부전을 동반하지 않은 고P혈증은 전문가가 아니면 감당하기 어렵다.

자, 고P혈증으로 돌아가겠습니다. 특수한 병태에서 일어나는 고P혈증, 2가지 알아두세요(**그림 8**).

- 횡문근융해증
- 종양분해증후군

P은 생체내에서는 혈액 속 완충제나 세포내 신호에 있어서 중요한 역할을 합니다. 어떤 원인으로 세포가 대량으로 파괴된 경우, 세포내의 P이 일제히 혈중으로 나와 고P혈증이 될 수 있습니다. 또한 이 경우 고요산혈증을 초래할 수 있습니다. 이 경우 요산대사제인 라스부리카제(패스터택®)가 사용된다는 것도 항암화학요법을 시행하는 과를 돌 때는 알아두면 좋습니다(최근에는 대체로 충분한 수액요법이나 알칼리화 등 최선의 대응이 이루어지고 있으며 체크의 알고리즘도 잘 되어 있는 곳이 많습니다).

다음은 P의 관리에 대한 것입니다. 먼저 급성 신장장애에 따른 고P혈증에서는 앞서 설명한 바와 같이 AKI (acute kidney injury)에 대한 치료를 시행합니다.

그렇다면 만성콩팥병에 동반되는 고P혈증은 어떻게 해야 할까요? 만성콩팥병 환자가 자신의 과 질환으로 입원한 경우를 가정해 주십시오. 결론부터 말하면 '입원했다면 불필요한 일을 할 필요는 없습니다'. 병원식의 경우 극단적으로 P이 많이 들어가지 않기 때문입니다(그렇게 관리 영양사가 식단을 만들어 주고 있습니다).

그래서 '채혈로 P이 5.6 mg/dL이었다!' '서둘러 P 흡착제를 먹이자!'라는 관리는 필요 없습니다. 병원식만 먹고 있으면 점점 정상치로 되어 갑니다. 이처럼 생활요법은 약물지도보다 항상 우선시해야 합니다. 얼마 전에도 순환기내과 후배로부터 "인공호흡기를 착용하고 있는 사람의 P 흡착제인데……."라는 상담 전화가 왔었죠. 당연히 상태가 안 좋을 때도 P 흡착제는 필요 없습니다.

'외래에서 P이 높다!'라는 경우에도 당황할 필요는 없습니다. 이 경우에도 신기능을 확인하고 Ca값을 확인합니다. 보통 P이 올라가는 상태는 만성콩팥병 4단계(eGFR<30 mL/min/1.73 m^2)이므로 신장내과와 연계하여 진료하는 것이 가장 좋습니다.

4

저P혈증

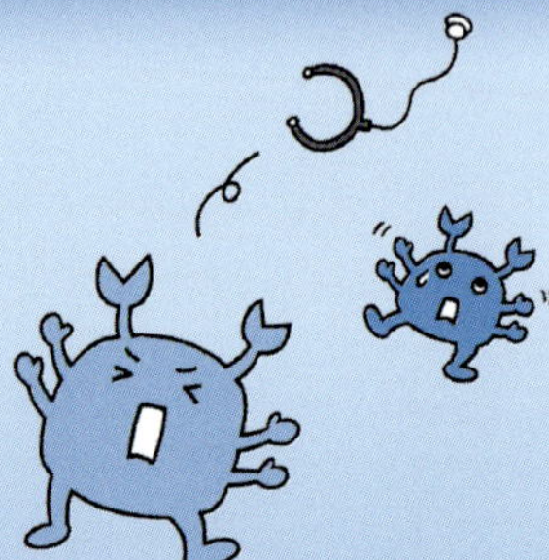

고P혈증보다 감별진단이 훨씬 재미있어지다

왠지 '필요 없는데도 P을 채혈해서 처방하고, 기준치 이하였으니 전원'하는 흐름을 매우 많이 봅니다. 원칙론을 말하자면 자신이 해석할 수 없는 검사는 처방하지 않는 것, 질병을 추측할 수 없는데 포괄적으로 채혈하지 않는 것이 중요합니다. 검사 전 확률이 낮은 상태에서는 어떤 검사를 해도 확정진단에 접근할 수 없습니다(6장—7참조).

이제, 저P혈증입니다. 저P혈증은 여러 요소로 발생하지만, 크게 다음의 3가지로 나눌 수 있습니다(134쪽 그림 7 참조).

- 식사에서 P 섭취가 적은 경우
- 소변으로 P 배설이 많은 경우
- PTH나 비타민D 등의 이상으로 발생하는 경우

섭취부족인지 아닌지 어떻게 판단할 수 있나요? 여기서도 요전해질이 나올 차례입니다. P 배설을 파악하는 일은 번거롭지만, 24시간 소변으로 평가하는 것이 가장 좋은 방법입니다. 이 24시간 P 배설률(<100 mg) 또는 spot urine의 P 배설률(fractional excretion of filtered phosphate, $FEPO_4$)이 5% 미만일 때 배설량 저하로 보는 것 같습니다.

$$FEPO_4 = (UPO_4 \times PCr \times 100) \div (PPO_4 \times UCr)$$

라고 Na 배설률의 Na을 P으로 한 것뿐입니다.

제가 학창 시절부터 즐겨 읽는 책에는 spot urine에서 20 mg/dL 이하는 섭취부족, 그 이상은 배설항진이라고 쓰여 있었지만, 아직 이것을 뒷받침하는 문헌을 발견하지 못했습니다.

먼저 간단한 섭취부족부터 보면, 예를 들어 전신 상태 불량이나 알코올중독 등으로 식사량이 적은 경우입니다. 먹고는 있는데 흡수장애가 발생하면, 외인성으로 P 흡착제나 알루미늄이나 마그네슘을 함유한 위장약이 P과 킬레이트하여 흡수장애를 일으켰다고 생각합니다.

비타민D는 소화관에서 흡수하는 데 중요하기 때문에 비타민D 관련 내용은 뒤에서 설명하겠습니다.

신장에서의 배설 항진의 원인으로 다음을 들 수 있습니다.

① **원발성 부갑상샘항진증**…이 경우 Ca 증가가 반드시 발생합니다(**5장-1 참조**).

② **Fanconi 증후군**…원발성이든 약제성이든. 이 경우는 혈당 정상인데도 요당이 나오거나 범아미노산뇨증이 됩니다.

③ **신장이식 후**…90%에서 일어난다고 합니다(이것은 신장이식을 보는 사람이 알고 있으면 충분).

④ **철분제의 정맥주사**…근위세관으로부터의 흡수를 억제하여 저P혈증을 일으킨다고 합니다(다음에 기술하는 FGF23을 늘린다고도 합니다).

⑤ **FGF23 (fibroblast growth factor)의 증가**…FGF는 최근 주목받고 있으며, 향후 FGF23 억제제도 등장할 예정이므로 여기서 설명해 두겠습니다.

FGF23은 뼈에서 분비되어 신장에서 P의 배설, 장관에서 P의 재흡수를 억제하여 P을 낮추도록 작용합니다(그림 9). 이 FGF23을 발견하면서 P 대사를 이해하는 기전이 크게 진보했습니다. 학창 시절에는 암기할 수밖에 없었던 구루병의 병태를 이해하는 데도 큰 도움이 되었습니다.

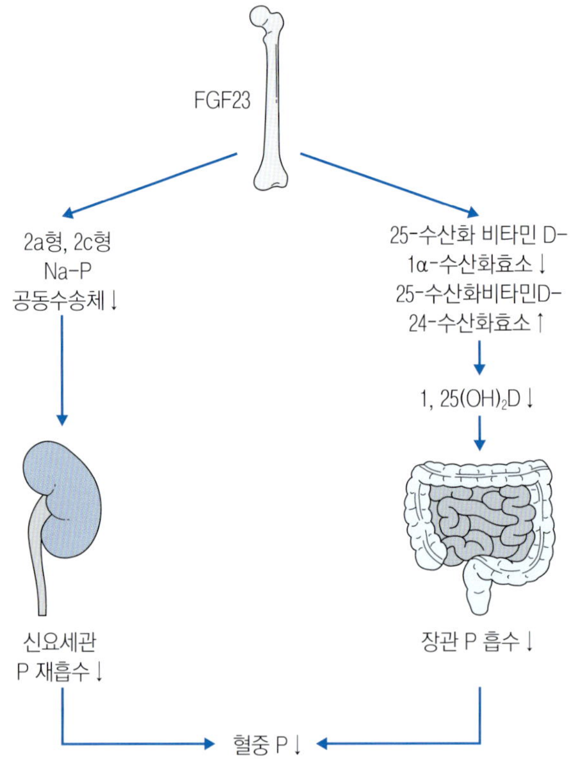

그림 9 FGF23의 작용(따로 기억할 필요는 없다)

FGF23은 신장 근위세관에서 P 재흡수를 담당하는 2a형 및 2c형 Na-P 공동 수송체의 발현을 저하함으로써 P 재흡수를 억제합니다. 동시에 FGF23은 1,25(OH)$_2$D 생성을 담당하는 25-수산화 비타민D-1α-수산화효소 발현을 억제함과 동시에 1,25(OH)$_2$D 농도를 낮추도록 작용하는 25-수산화비타민D-24-수산화효소 발현을 촉진함으로써 혈중 1,25(OH)$_2$D 농도를 저하합니다. 1,25(OH)$_2$D는 장관 P 흡수를 촉진하므로 FGF23은 신요세관 P 재흡수와 장관 P 흡수 억제로 혈중 P 농도를 낮춥니다.

고전적으로는 '구루병＝비타민D 결핍으로 인한 장애'였지만, 그림 10에 제시한 알고리즘에서 저P혈증이기 때문에 왼쪽으로 이동하면 FGF23 관련 저P혈증성 구루병인지 아닌지로 구분되며, 그 후

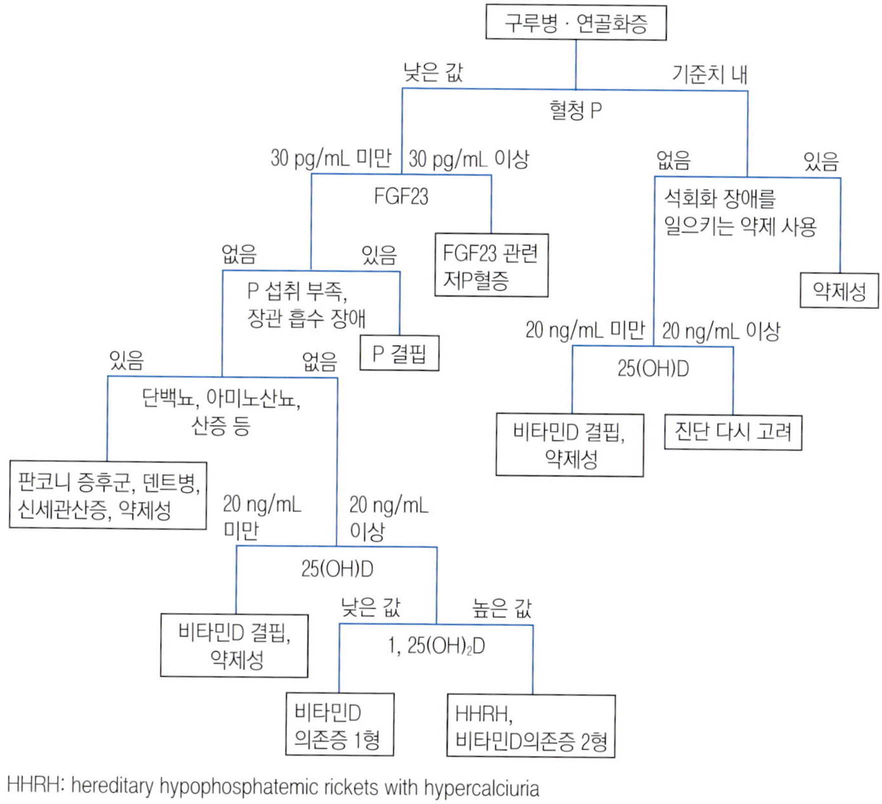

그림 10 구루병 · 골연화증 진단 알고리즘

(후쿠모토 세이지, 외. 구루병 · 골연화증 진단 매뉴얼. 일본 내분비학회지. 2015;91 Suppl:1-11)

비타민D 활성화장애의 비타민D 의존증 1형

비타민D 수용체이상의 비타민D 의존증 2형

둘 중 하나가 됩니다. 병태가 깔끔하게 정리되어, 매우 이해하기 쉬워졌습니다(다만, 이것은 소아청소년과에서 주로 다룹니다).

FGF23과 심부전 및 동맥경화와의 관련이 최근 화제가 되고 있습니다만, 이미 CKD 2, 3단계에서는 FGF23의 발현이 항진하고 있으며, 이 시점에서 P 대사에 변화가 일어나고 있습니다(아직 혈중 P의 수치는 움직이지 않습니다). 이뿐만 아니라 심장 비대를 일으키거나 동맥의 석회화를 진행시키는 것도 화제가 되고 있습니다.

2019년 후반부터 FGF23이 보험으로 측정이 가능해졌고, 국내에서도 FGF23 항체인 브로수맙(크리스비타®)이 FGF23 관련 저P혈증성 구루병 · 골연화증에 적용하고 있습니다. 위에 기술한 병태의 해명이 진행되면 동맥경화성 질환 등에도 사용될 가능성이 있어 매우 흥미로운 부분입니다.

자, 이제 저P혈증 치료에 대해 말씀드리겠습니다. 이것은 천천히 치료하는 것이 가장 좋은 방법입니다.

특히 아픈 환자 중에는 영양재개증후군(refeeding syndrome)을 일으키는 환자가 숨어 있습니다. 이런 환자에게 영양을 충분히 줄수록 상태가 나빠지기 때문에 투여 전에 주의하도록 합시다. 영양재개증후군의 고위험군 환자를 표 1에, 간단한 영양 투여 방법은 그림 11에 제시하였습니다.

표 1 영양재개증후군의 고위험 환자
(http://www.nice.org.uk/)

아래의 기준을 1개 이상 충족함 • BMI 16 kg/m² 미만 • 지난 3-6개월 동안 의도하지 않은 체중 감량 15% 이상 • 10일 이상 금식 • 재섭식 시의 저K혈증, 저P혈증, 저Mg혈증
아래의 기준을 2개 이상 충족함 • BMI 18.5 kg/m² 미만 • 지난 3-6개월 동안 10% 이상 의도하지 않은 체중 감소 • 5일 이상의 금식 • 알코올중독 병력이 있거나 다음 약제 사용력 있음 인슐린, 화학요법, 제산제, 이뇨제

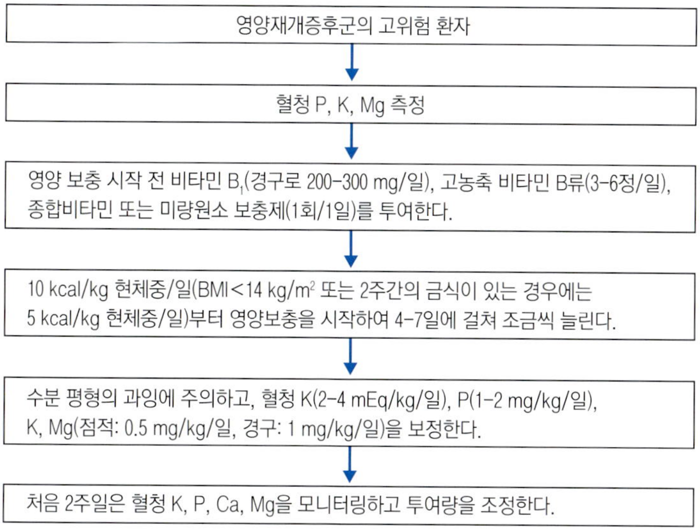

그림 11 영양재개증후군이 있는 고위험 환자에 대한 영양 보급

(Mehanna HM, et al. BMJ. 2008 ; 336 : 1495-8부터 변경)

5

고Mg혈증

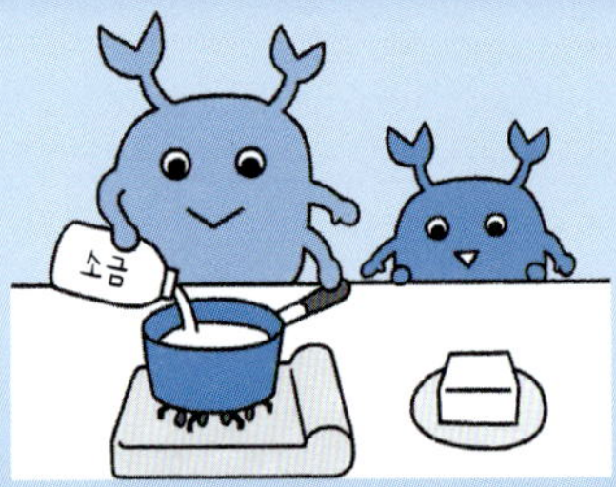

대부분 과다섭취

이건 Mg 과다섭취로 인해 발생합니다. 이상입니다.

…라고 말하고 끝맺을 수는 없기에, 조금 설명하겠습니다. 그림 12 를 보세요. Mg도 Ca이나 P과 마찬가지로 식사로 섭취해서 뼈와 교환하고 소변으로 배설되는 경로를 따릅

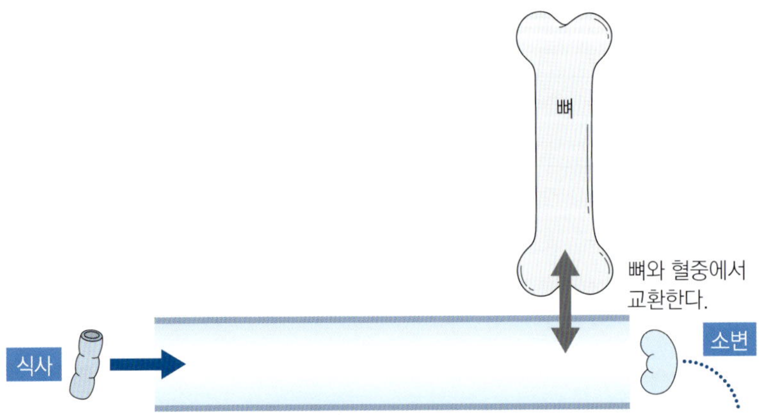

그림 12 Mg의 조절기전

Ca이나 P과는 달리 주된 작용을 하는 호르몬 등은 알려지지 않았다.

니다. 다만, Ca이나 P과 달리 Mg을 조절하는 호르몬이 확인되지 않았습니다(대신 신장에서 재흡수되는 것이 주를 이룬다고 볼 수 있습니다).

신장에서 배설되기 때문에 신부전으로 배설이 줄어든 상태에서 마그네슘의 부하가 되는 상황(마그네슘의 대량 투여)이 발생합니다. 마그네슘을 함유한 약물로는 완하제인 수산화마그네슘, 자간전증이나 심실세동을 멈출 때 사용되는 마그네슘 정맥주사 등이 있습니다

극단적으로 Mg이 높으면 힘줄반사가 항진하거나 부정맥을 일으킬 수 있는데, 비특이적인 소견이므로 병력 없이 고Mg혈증으로 판단하기는 어려울 것입니다.

상태가 나빠져 응급실에 내원하여 응급 투석을 받은 고Mg혈증 증례들이 있는데, 역시 고령으로 급성 신장애 등을 일으켜 고Mg혈증이 생긴 것으로 보입니다.[1]

깜짝 놀란 논문 하나를 소개하자면,[2] 이 논문에서는 간수 1병을 마셔 버리고 심폐정지가 되었지만 응급 투석으로 생명을 구한 증례를 다루고 있습니다. 이 증례에서는 신기능은 거의 정상이었지만, 극단적인 양을 마시면 신장의 배설이 이를 따라가지 못해 고Mg혈증이 될 수도 있다고 합니다. 다만 특수한 예이므로 너무 신경 쓸 필요는 없습니다.

두부를 만들 때 사용하는 간수인데, 다른 용도가 있을까 싶어 검색해 보니 카레에 넣으면 감칠맛이 나고, 된장국에 넣으면 부드러워지고, 밥을 지을 때 넣거나 목욕할 때 넣는 등 다양한 용도가 있는 것 같았죠. 시험 삼아 한 번 핥아봤는데, 도저히 마실 수 없었습니다. 가정에서 간수를 사용하시는 분들은 어린아이가 실수로 마시지 않도록 주의해야 합니다.

참고문헌

1) 西川真那, 倉田典明, 神崎資子, 他. 緊急血液透析を要した高マグネシウム血症症例の特徴. 日救急医会誌. 2017; 8: 299-307.
2) 坂井健太郎, 田中秀明, 古原千明, 他. にがり大量飲用による高マグネシウム血症，高カルシウム血症から心肺停止に至り集学的治療で救命し得た1例. 透析会誌. 2018; 51: 283-8.

6

저Mg혈증

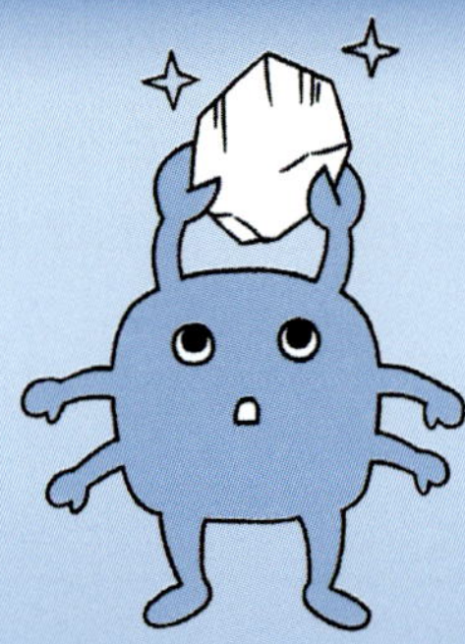

저K혈증 · 저Ca혈증의 위험

난치성 저K혈증, 저Ca혈증을 보면 저Mg혈증을 의심하라는 것이 바로 임상지침입니다.

- PTH의 분비 장애 ⇒ 저Ca혈증
- K 재흡수의 장애 ⇒ 저K혈증

등이 알려져 있습니다. 저Mg혈증이 호전되지 않을 때는 K, Ca이 정상화되기 어려울 수 있습니다.

저Mg혈증에서도 Mg이 부족한 유형은 K이나 Ca과 같고 유입(IN)이 적거나 배출(OUT)이 많다는 것을 의미합니다.

IN의 부족으로는 섭취부족, 흡수장애, PPI (proton pump inhibitor) 등이 잘 알려져 있습니다. 만성 알코올중독 환자는 종종 저Mg혈증 증상을 보입니다(142쪽 **그림 12 참조**).

OUT이 증가하는 병태로서는 압도적으로 고리작용이뇨제, 싸이아자이드 이뇨제의 사용이 많습니다(**6장–2 참조**). 나머지는 화학요법에서 시스플라틴의 사용이 저Mg혈증을 일으키는 빈도가 높습니다. 면역억제제인 타크로리무스, 사이클로스포린, 뉴모시스티

스 폐렴(PCP) 치료제인 펜타미딘, 항바이러스제인 포스칼넷은 저Mg을 일으킬 수 있습니다.

배설 항진의 판단은 24시간 소변검사의 경우 10 mg/일 미만이면 섭취부족 또는 배설장애, 10–30 mg/일 이상이면 배설 항진으로 판단합니다. Spot urine의 경우 아래 식을 사용합니다(0.7을 곱하는 이유는 사구체에서 여과되는 유리 Mg이 70%이기 때문).

$$FEMg = \frac{UMg \times PCr}{(0.7 \times PMg) \times UCr} \times 100\%$$

2% 이상이면 배설 항진으로 보고 있습니다.

시스플라틴의 경우, 예방적으로 Mg을 투여하면 신장장애를 줄일 수 있음을 알 수 있습니다. 이것은 시스플라틴을 사용하는 분야의 선생님들이 알아두면 좋을 것입니다.

저Mg혈증의 보정도 응급 상황을 제외하고 천천히 해 주시기를 바랍니다. Mg도 세포 속에 많은 이온이므로 혈중농도가 빠르게 상승할 수 있기 때문입니다. 경구와 정주의 경우를 표 2 에 기록해 두었습니다.

표 2 Mg 함유 제제(경구 · 정주)

	상품명	성분명	함유량
경구	산화마그네슘정	산화마그네슘	250 mg/T
	마그넬정	수산화마그네슘	500 mg/T
정주	황산마그네슘주사액 10% 20 mL	황산마그네슘수화물	100 mg/mL
	황산마그네슘주사액 50% 20 mL	황산마그네슘수화물	500 mg/mL

자간에 따른 경련, 심실성 부정맥 등은 정맥주사로 보정해야 하지만, 이 부분은 경험이 많은 전문의와 함께 시행하도록 합니다.

우리는 저Mg혈증에 관해 관심을 두고 있으며 논문도 발표했습니다. 투석 환자에서 저Mg혈증은 예후가 좋지 않음을 보여 줍니다.[1] 최근 CKD 환자에서 저Mg혈증이 많다는 사실이 밝혀졌습니다.[2] 후자의 논문에서는 CKD가 진행되면 사이질 장애로 Mg 배설이 증가한다고 합니다.

지금까지는 신부전 환자에게 Mg 제제를 사용할 때 고Mg이 되므로 피해야 한다는 의견이 많았습니다. 하지만 앞으로는 Mg값을 정상범위 내로 유지하는 것이 하나의 치료 목표가 될 수 있을 것입니다.

참고문헌

1) Sato H, Takeuchi Y, Matsuda K, et al. Evaluation of the predictive value of the serum calcium-magnesium ratio for all-cause and cardiovascular mortality in incident dialysis patients. Cardiorenal Med. 2017; 8: 50-60.
2) Oka T, Hamano T, Sakaguchi Y, et al. Proteinuria-associated renal magnesium wasting leads to hypomagnesemia: a common electrolyte abnormality in chronic kidney disease. Nephrol Dial Transplant. 2019; 34: 1154-62.

Chapter 6

이걸 알고 있으면 스텝 업 할 수 있다

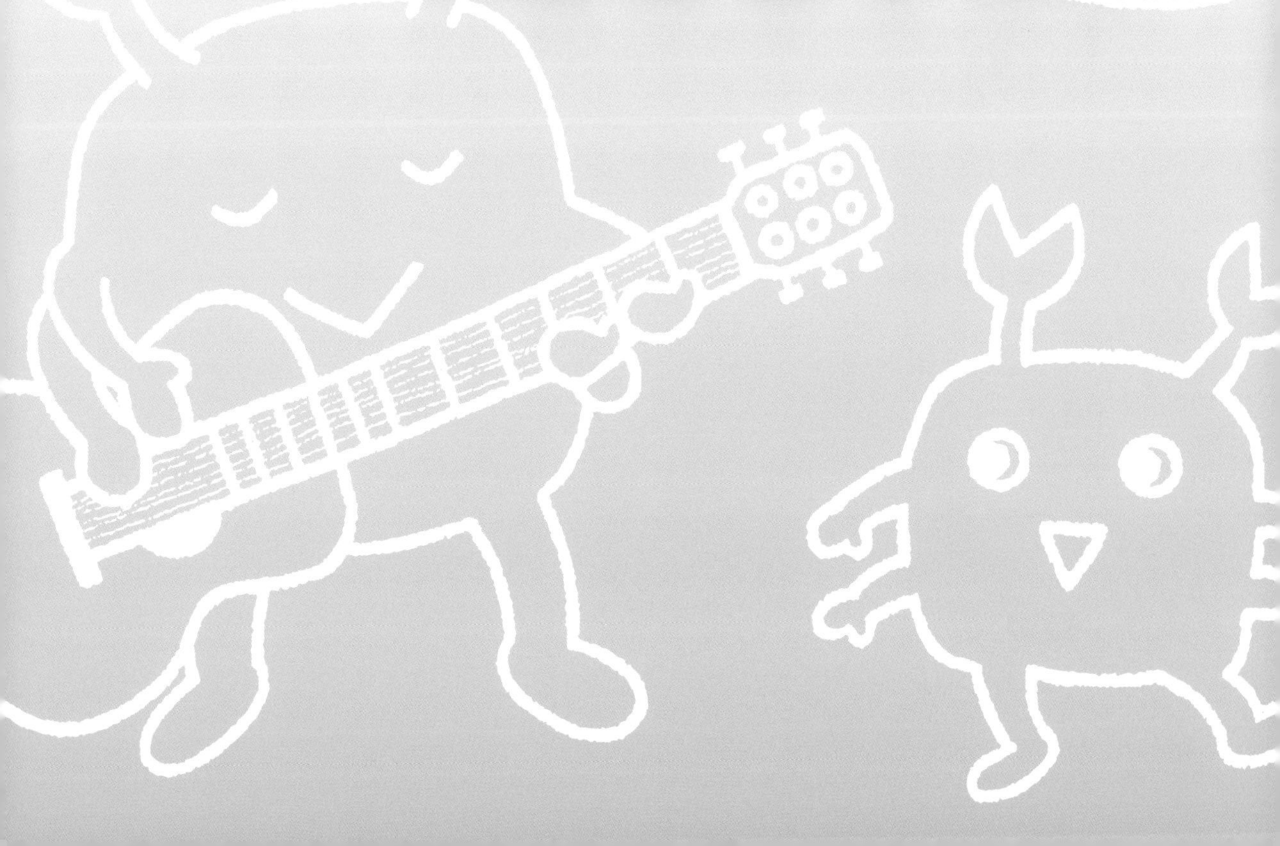

1 다뇨 관리

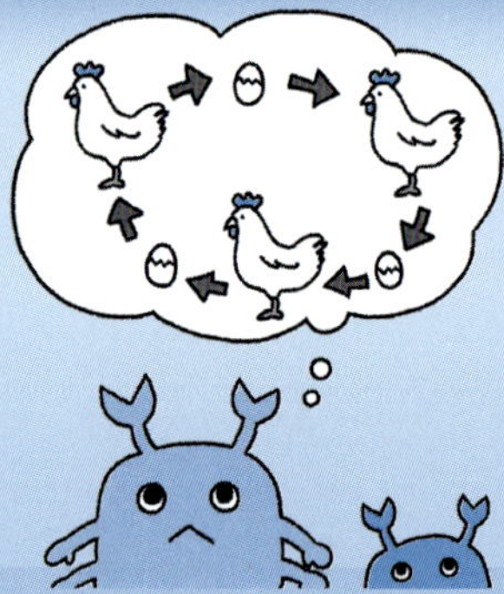

나가니까 들어가는 건가? 들어가니까 나오는 건가?

임상에서 자주 만나는 상황을 알고, 한 발짝 더 나아갑시다.

하루 3 L 이상의 소변이 나오는 상태를 다뇨(polyuria)라고 합니다. "소변의 양이 많아요."라고 자문받을 때가 있습니다. 참고로 빈뇨란 '소변 횟수가 많다'는 것이므로 오해하지 마십시오.

다뇨의 문제점은 다음 두 가지입니다.

- 소변이 많이 나오니까 수액 보충을 많이 합니다.
- 수액 보충을 많이 하니까 소변이 많이 나옵니다.

후자는 당연하다고 하면 당연한 이야기인데…… 소변이 나오니까 수액 보충을 해야 한다는 식의 논리로 접근하면, 닭이 먼저냐 달걀이 먼저냐 하는 식의 논쟁이 될 뿐입니다. 언제까지나 해결이 안 되죠.

임상적으로 가장 문제가 되는 것은 삼투압 물질에 의한 다뇨, 고혈당에 따른 다뇨입니다 그림 1.

예를 들어 당뇨병이 있는 줄 모르고 중심정맥영양을 시작했는데 갑자기 요량이 증가

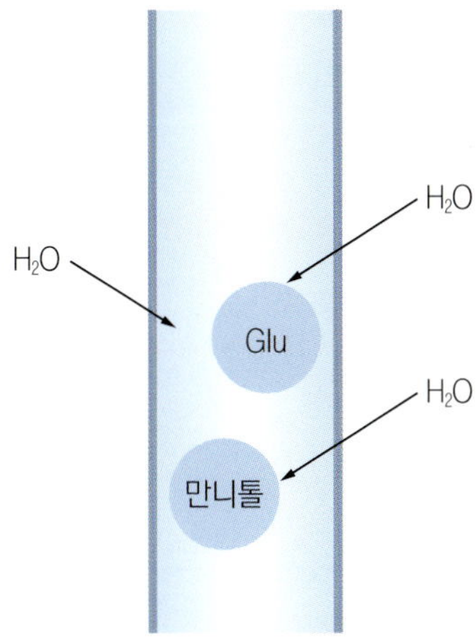

그림 1 삼투압은 물을 끌어당기는 힘
H_2O를 끌어당겨 다뇨가 된다.

했다고 생각했는데 혈당이 1,000 mg/dL를 넘고 있었다…… 이런 일이 있으므로 중심정맥영양을 시작하면 반드시 혈당을 재고 필요시 인슐린을 투여하여 혈당을 정상범위로 유지해야 합니다. 또한, 뇌수술이나 안과에서 사용하는 만니톨(mannitol) 등도 다뇨로 됩니다(혈당과 마찬가지로 삼투압으로 유리수분을 끌어당겨서 요중으로 배설합니다).

다음으로 문제가 되는 것은 3장－5에도 나왔던 요붕증(diabetes inspidus, DI)입니다. 어떤 병이었습니까? ADH가 분비되지 않거나 신장에서 효과가 없는 상태였지요(그림 2). ADH의 작용은 기억하고 있습니까? 신장의 집합관에 작용하여 유리수분을 재흡수하는 것이군요.

ADH가 효과 없음 ⇒ 유리수분 재흡수가 안 됨 ⇒ 희석뇨 + 고Na혈증

라는 형태입니다. 한 번에 ADH가 '나오지 않는다'고 해도 사실 ADH 분비가 완전히 소실된 경우뿐만 아니라 부분적으로 ADH가 분비되지 않는 불완전형도 존재하고 있어 임상상은 다양합니다.

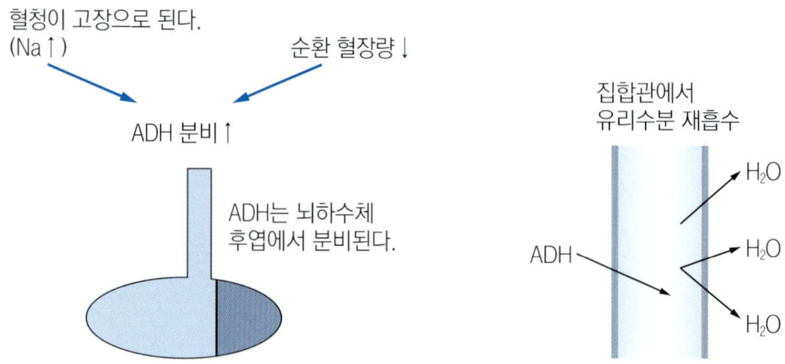

그림 2 ADH의 활동

고Na혈증 ⇒ 목마름 ⇒ 물을 마심

이 촉진되므로 1일 소변량은 많은 경우가 흔합니다(의외로 Na 농도는 정상인 경우가 많음).

임상적으로는 급성세관괴사(acute tubular necrosis, ATN)의 회복기에 소변량이 증가하거나 미세변화병에서 관해에 들어가기 직전 이뇨기에 들어가는 것을 자주 경험합니다. 신장후신부전이 해제된 후 희석뇨가 나오고 고Na혈증을 동반하는 것도 경험합니다(post obstructive diuresis라고 합니다). 하지만 기본적으로는 일시적이므로 탈수를 피하는 수액요법 처방으로 괜찮습니다.

반대로 수액요법이 많은 경우는 어떨까요? 이 경우도 신장의 일반적인 작용으로 소변이 증가합니다. 신체에 여분의 수분이 증가했기 때문에 신장이 배설하고 있다는 것입니다.

수술 후 소변량이 증가하는 경우, 수술의 침습에 대해 전신상태가 호전되어 이뇨기라서 그런 것인지, 수액 보충의 과다로 인한 신장의 생리적 반응인지는 판단하기 어렵습니다.

원래는 소변의 전해질을 보고, 탈수로 기울면 탈수를 보정하는 메뉴, 체액량이 적정하다면 그것을 유지하는 메뉴가 있어야 한다고 생각합니다. 그러나 이 책 첫머리에서 말한 **'신장이 일반적이라면 어떻게든 해준다'**는 말은 금언으로, 실제로는 거의 문제가 없습니다. 문제가 발생했을 때는 생체징후를 체크하고, 요전해질을 보고 수액요법을 바로잡는 등의 대책이 필요할 것입니다.

그런 까닭에 신장이 정상인 경우 심인성 다음증 환자도 물을 많이 마시기 때문에 소변이 많이 나온다(게다가 희석뇨가 나온다)는 것으로 이쪽은 생리적 반응입니다. 다만, 신장이 배설할 수 있는 상한을 넘어 물(대략 10 L)을 마신 경우에는 희석성 저Na혈증이 될 수 있는데, 이 경우 물 중독이라고 합니다(조현병 환자 등에서 많고, 사용되는 약제도 ADH 분비를 촉진하는 경우가 많으므로 고위험입니다).

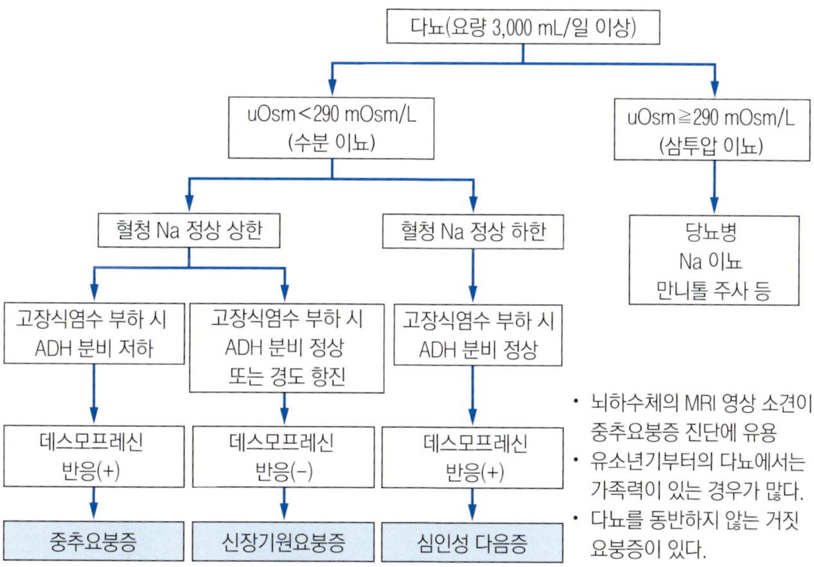

그림 3 요붕증 검사의 진행 방법

(후생노동성 간 뇌하수체 장애에 관한 연구반. 바소프레신 분비 저하증[중추요붕증] 진단과 치료의 길잡이. 2018년 개정)

자, 그럼 요붕증에 걸리면 어떻게 해야 할까요? 먼저 위와 같은 일시적인 경우에는 잠시 수액요법으로 지지하여 체액량을 정상으로 유지합니다. 그래도 희석뇨와 다뇨가 지속된다면 전문가에게 의뢰하는 것이 좋습니다. 그림 3에는 간단하게 '데스모프레신 반응'이라고만 쓰여 있습니다만, 제대로 진단하기 위해서는 수분 제한검사나 5% 고장식염수 부하 등으로 Na 농도와 ADH 농도를 확인합니다(ADH의 분비 부전을 확인). 또한 바소프레신 부하검사로 uOsm이 상승하는 것을 확인하고(신장기원요붕증 제외), MRI 등의 영상 검사로 판단해야 합니다(게다가 이들 검사에서 Na이 급상승할 수 있으므로 안전하게 시행할 수 있는 전문가가 진단하는 것이 좋습니다).

치료로는 ADH의 보충을 시행합니다. 현재는 데스모프레신의 코점적뿐만 아니라 경구복용할 수 있는 미니린멜트 등도 등장하고 있어 이전에 비해 관리하기 쉬워지고 있습니다만, 비염에 의한 흡수장애처럼 효과가 약화되는 경우도 있고, 용량 조절 면에서는 데스모프레신이 더 좋다는 전문가의 소견도 있습니다. 또한 생활요법 등도 중요하기 때문에 전문가와 연계하여 치료하는 것이 좋습니다.

2 Na 대사

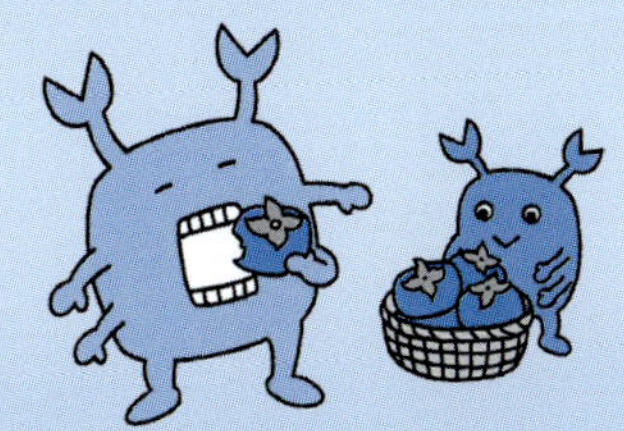

신장생리학의 기본

아무래도 이 그림 때문에, 여러분이 신장을 싫어하게 될 것일까요?(그림 4)

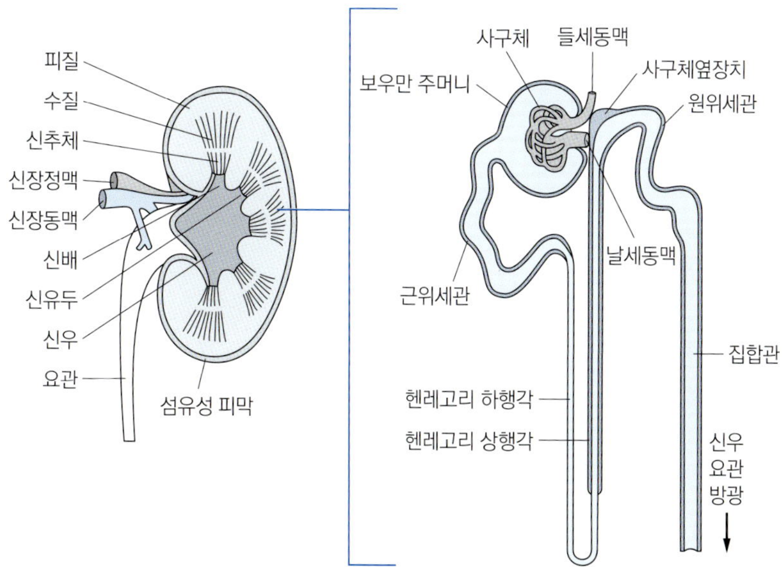

신장(종단면도)　　신장단위(모식도)

그림 4 모두가 싫어하는 그림

하지만 어렵게 생각하지 말고, 먼저 개념을 대략적으로 기억합시다.

신장의 기능은 항상성의 유지, 즉 '필요한 물질을 집어넣고 불필요한 물질을 버린다'는 것이 핵심입니다(그림 5). 큰 흐름은요.

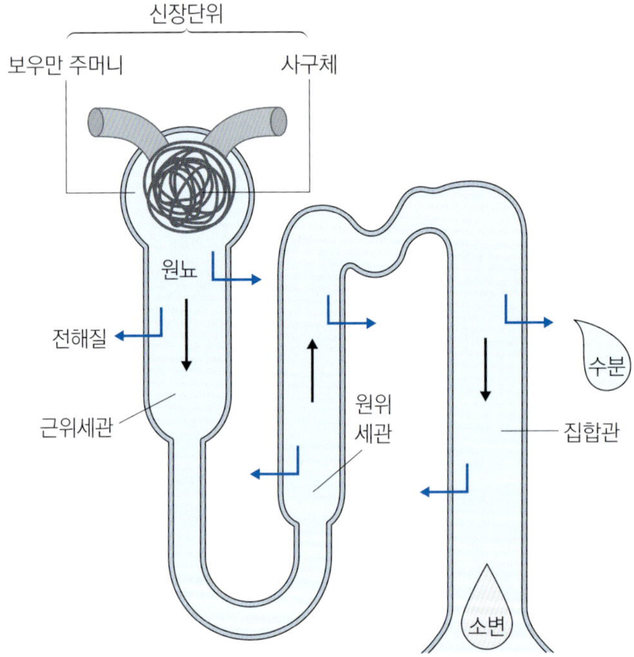

그림 5 우선 이 정도의 이해로 통과

근위세관… 대부분 재흡수
헨레고리… 소변을 일단 진하게 한 후 묽게 한다.
원위세관… Na, Ca, K 재흡수 조절
집합관… 물 재흡수 조절, Na 재흡수, K 배설의 마무리
※ 중요한 것은 원위세관과 집합관의 부분(작용하는 이뇨제가 존재한다)
※ 최근 나온 SGLT2 억제제와 URAT1 억제제는 근위세관에 효과가 있지만 수분 · 전해질에 영향이 적다.

① 대부분 버린다(원뇨)

② 대부분 주워 담는다(근위세관~헨레고리)

③ 취사선택(원위세관)

④ 미세조절(집합관)

이러한 흐름에 대해 '정리하려면 일단 다 버리고 꼭 필요한 물질만 넣고, 나머지는 조금 더 생각해서 조절한다. 이것을 몸에서 하고 있는 것이 신장이다' 라고 이해하고 있습니다.

또한, 물질에는 통로나 펌프, 수송체를 통하지 않으면 세포막을 이동할 수 없는 것(Na, K, H_2O 등)과 세포막을 자유롭게 통과할 수 있는 것(수송체 등)이 있다는 것도 알아야 합니다.

대략적으로 말해 통로는 필터이며 '통하는 길은 있지만 농도의 기울기에 따라 이동합니다'. 또한, 펌프는 에너지(ATP)를 사용한 능동수송으로 이해하고 있습니다. 수송체는 머릿속에 잘 그려지지 않아 그 분야의 전문가에게 문의했더니, 다음과 같이 설명해 주었습니다.

- 통로: 문에 해당하는 pore(구멍)가 완전 개방 가능 = 수송이 빠름
- 수송체: 매번 물질이 결합 ⇒ 다른 쪽으로 배설 = 수송이 느림

이 속도감이 100-10,000배나 차이 난다는 것이 양쪽의 큰 차이입니다. 물질은 원하는 곳을 통과할 수 없고, 이처럼 각 이온에 적합한 통로가 있다고 생각합니다. 예를 들어 주기성 팔다리마비는 K 통로 이상으로 알려졌기 때문에 순식간에 저K혈증이 될 수 있습니다(수송체에서는 급격하게 저K혈증이 될 수 없습니다).

먼저 근위세관입니다(그림 6). 원뇨에서 여과된 물질의 약 70%를 재흡수합니다. 최근 등장한 SGLT2 저해제는 근위세관에 발현되는 sodium/glucose cotransporter 2를 저해함으로써 당의 재흡수를 억제합니다. 도티누라드는 근위세관에서 URAT-1 (urata transporter1)을 저해하여 요산 배설을 촉진하고 요산값을 저하시킵니다. 요산은 전해질

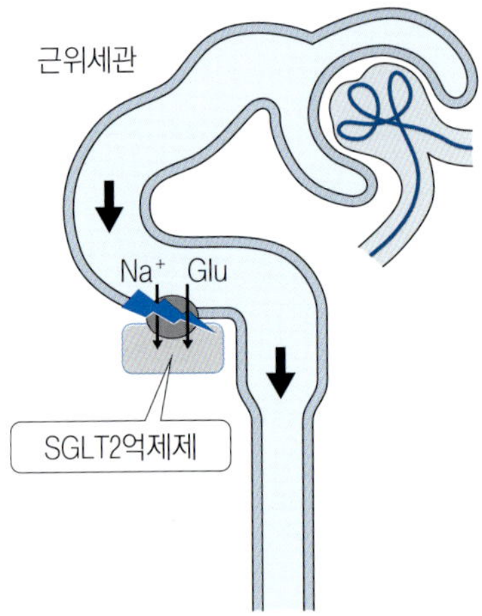

그림 6 근위세관

과의 관계는 적지만, 체액량이 과잉되면 저하되고, 체액량이 감소하면 올라갑니다. 알아두면 손해가 없는 지식이라고 생각합니다.

근위세관에 장애가 생기면 재흡수되어야 할 물질이 재흡수되지 않게 됩니다(판코니 증후군이라고 합니다). 소아의 경우 성장장애와 구루병이 발생하며, 성인도 신부전 등이 생길 수 있습니다. 주요 검사 소견으로는 재흡수장애를 반영해서 범아미노산뇨, 신장성 당뇨병, 인산뇨(저P혈증), II형 신세관 산증(renal tubular acidosis, RTA)(HCO_3^-의 재흡수 장애) 등이 있습니다.

원인은 다양하지만, 근위세관이 손상되는 모든 병태에서 판코니 증후군이 일어날 수 있습니다(표 1). 제 후배인 쿠마쿠라 후미쿠라 선생님이 다발골수종에 동반된 판코니 증후군 관련 증례 보고서[1)]를 발표했습니다. 거기에 실린 사진에서는 근위세관의 다발골수종에 동반되는 cast가 아주 깨끗하게 침착된 모습을 볼 수 있습니다.

표 1 판코니 증후군의 원인

내인성	파라단백혈증(다발골수종) 화학 물질: 톨루엔, 파라코트 등 아밀로이드증 쇠그렌증후군 신증후군 만성 사이질신염 신장이식 후 TINU증후군(포도막염을 동반한 요세관 사이질신장염) 치료되지 않은 원위세관성 산증 신경성 식욕부진증 악성종양
외인성	중금속: 카드뮴(이타이이타이병), 수은, 납, 우라늄, 백금 등 약제 • 항종양제(시스플라틴, 이포스파미드, 6-메르캅토프린, 아자싸이오프린 등) • 항균제(아미노글리코사이드, 유통기한이 지난 테트라사이클린) • 항경련제(발프로산) • 항레트로바이러스제 • 한약

다음은 헨레고리입니다. 헨레고리는

> 하행각에서는 물만 통과시킨다.
> 상행각에서는 NaCl만 통과시킨다.

이며, 그 결과 일단 소변이 진해지고 헨레고리 바닥에서 가장 농축되고 그다음에 위로 올라가면서 점점 열어집니다 그림 7.

헨레고리의 하류를 헨레고리의 굵은 상행각이라고 부릅니다. 여기에 고리작용이뇨제의 작용점인 Na-K-2Cl (Na^+-K^+-$2Cl^-$ 공동수송체: NKCC2)가 있어 Na, K, 2Cl를 재흡수합니다. 여기서 NKCC2에 의해 생긴 전기적 기울기에서 Mg^{2+}이나 Ca^{2+}이 재흡

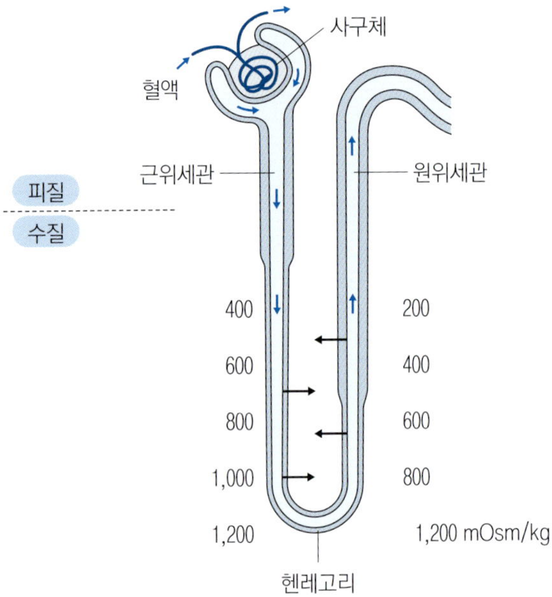

그림 7 헨레고리

헨레고리의 하행각은 물만 통하고, 상행각은 NaCl만 통한다.
이것이 대향류 증폭계

수됩니다. 이 부분을 설명하기 시작하면 너무 자세해지므로 **이 책의 독자는 '고리작용이뇨제 투여→저 K혈증, 저Mg혈증, 저Ca혈증이 일어날 수 있다'는 사실을 알고 있으면 좋다고 생각합니다.**

또한 하류의 원위세관에서는 싸이아자이드계 이뇨제가 효과적인 NaCl 수송체(Na^+–Cl^- cotransporter, NCC)에서 Na과 Cl의 재흡수가 이루어집니다. 싸이아자이드계 이뇨제는 NCC를 차단함으로써 Na, Cl의 재흡수를 억제하여 체액량을 감소시켜 혈압 저하를 일으킵니다. 싸이아자이드계 이뇨제에서는 순환혈장량의 감소로 ADH의 분비를 촉진하고 유리수분을 재흡수하여 저Na혈증을 유발하기 쉬운 점에 주의해야 합니다.

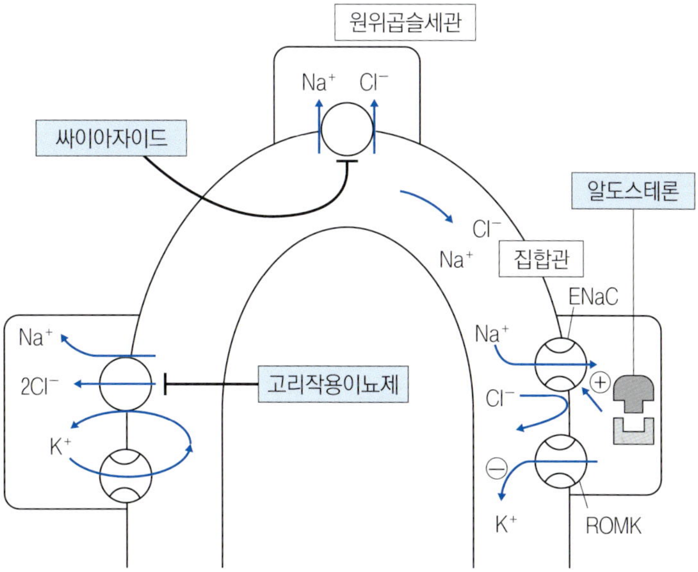

그림 8 이뇨제의 작용점

NCC는 실은 Ca, Mg의 재흡수에도 관여하지만, **이 책의 독자는 '싸이아자이드 이뇨제 투여→저Mg혈증, 고Ca혈증이 일어날 수 있다'를 알고 있으면 좋다고 생각합니다**(그림 8).

좀 더 심화해 보면 고리작용이뇨제는 딱히 저Na혈증을 일으키지 않습니다. 그림 9와 같이 고리작용이뇨제는 헨레고리 상행각에서 NKCC2에 작용하여 NaCl의 재흡수를 억제하고 수질의 농도 기울기에 영향을 주지만, 싸이아자이드의 NCC는 피질에 있으므로 수질의 농도 기울기에 영향을 주지 않기 때문입니다.

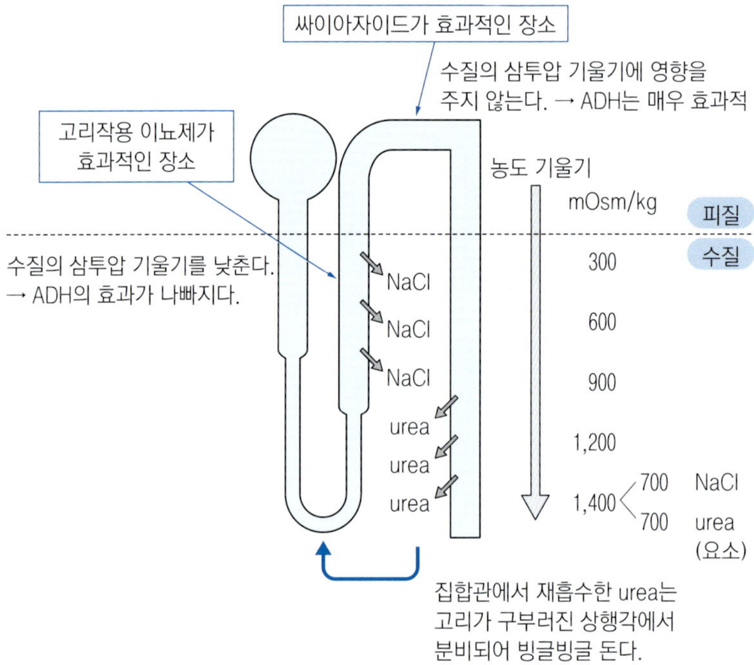

그림 9 고리작용이뇨제로 저Na혈증에 잘 걸리지 않는 이유

수질의 농도기울기가 저하하면 집합관에 의한 H_2O의 재흡수를 억제합니다(아래 ADH의 작용도 읽어주세요). 어쨌든 **싸이아자이드는 저Na혈증을 일으키기 쉽다는 것은 기억해 두십시오.**

USMLE에서 자주 출제됨에도 의대생이나 전공의들이 잘 모르는 것이 있는데, 수질의 농도 기울기 형성에 **요소(urea)**가 중요한 역할을 한다는 것입니다. 1회째는 세포막을 자유롭게 통과하는 물질(**2장–10 참조**)로, 두 번째에는 beer potomania에서 식사(단백질 섭취)가 극도로 적은 경우에 대해 언급했습니다(**3장–5**에 등장). 앞서 NaCl이 흡수됨으로써 농도 기울기를 만든다고 설명했는데 NaCl이 50%(그래서 최대 농축이 1,200 mOsm/kg이라고 하면 600 mOsm/kg), 나머지 50%는 요소(이것도 600 mosm/kg)의 역할을 합니다.

요소는 집합관에서 재흡수 ⇒ 헨레고리의 가는 상행각에서 분비 ⇒ 다시 집합관에서 재흡수되어 수질의 농도를 높이고 있습니다. ADH 자체도 집합관에서의 요소 수송체(UT-A1)를 증가시키는 것 같습니다[2](YouTube에서 'role of urea in the kidney' 등으로 검색하면 알기 쉬운 동영상이 나옵니다).

아까 나왔던 beer potomania는 용질 부족인데 정말 맥주만 마시고 있을 경우에 이 요소에 의한 농도 기울기는 어떻게 될지 궁금해 조사도 하고 있지만, 만족할 만한 답이 나오지는 않았네요. 만성콩팥병으로 저단백식(0.6–0.8 g/kg)을 엄격하게 하는 사람이라면 BUN이 15 mg/dL을 밑도는 경우가 있지만, 임상적으로 진한 소변을 만들지 못해 곤란을 겪은 사례는 접해본 적이 없습니다. 이 부분은 매우 관심 있는 부분입니다(순환성이 있으므로 극히 소량이라도 괜찮을지도 모르겠습니다만). 반대로 고단백식에서는 GFR이 올라가는 것으로 알려져 있으며, 이는 나중에 설명할 TGF (tubloglomerular feedback)와 관련이 있다고 합니다만, 조금 어려울 수 있으므로 듣기만 한 정도면 일단 충분합니다.

유럽의 저Na혈증 가이드라인에서는 요소를 사용하는 것이 2D 등급으로 설명되어 있습니다.[3] 그러나 일본에서는 보습제에 포함되어 있을 정도입니다(벨기에 등에서는 약품으로 사용한다고 하지만, 매우 쓰다고 합니다.) 삼투압 물질이 될 수 있으므로 삼투압 이뇨를 예상할 수 있고, 유리수분 배설을 할 수 있습니다.

참고로 저장뇨가 오래 지속되면 이러한 농도 기울기가 형성되기까지 시간이 걸려 좀처럼 소변을 농축할 수 없다는 것입니다.

마지막으로 알도스테론의 작용에 의한 Na의 재흡수와 K의 배설에 관해 설명하겠습니다.

알도스테론은 무기질부신피질호르몬 수용체를 매개로 ENaC를 통한 Na 재흡수와 ROME (renal outer medullary potasium channel)를 통해 K을 배설합니다(그러므로 알도스테론이 높아지면 체액량 증가로 혈압상승, K 배설로 저K혈증)(**4장–4 참조**).

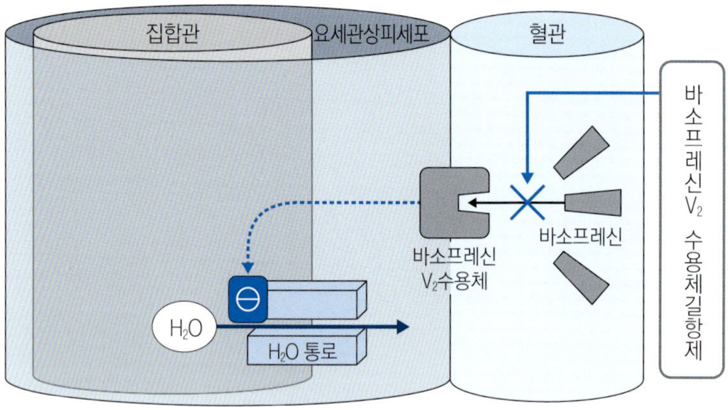

그림 10 집합관

집합관에 들어가면 ADH가 작용하여 유리수분을 재흡수하여 소변의 농도를 결정합니다. 그림 10 과 같이 ADH는 아쿠아포린 2를 관강 쪽 세포막으로 이동시킵니다. 아쿠아포린2는 통로이므로 열려도 그 후 물질의 이동은 농도 기울기에 따라 결정됩니다. 그때문에 농도 기울기가 클수록 빠르게(대량으로) 이동합니다.

이런 부분이 신장 생리학의 주요 등장인물입니다.

참고문헌

1) Kumakura S, Nakaya I, Sakuma T, et al. Crystalline cast nephropathy in a patient with IgD lambda myeloma. Clin Exp Nephrol. 2016; 20: 491-2.
2) Sands JM, Blount MA, Klein JD. Regulation of renal urea transport by vasopressin. Trans Am Clin Climatol Assoc. 2011; 122: 82-92.
3) Spasovski G, Vanholder R, Allolio B, et al. Clinical practice guideline on diagnosis and treatment of hyponatraemia. Intensive Care Med. 2014; 40: 320-31.

3 신장의 자동조절 능력

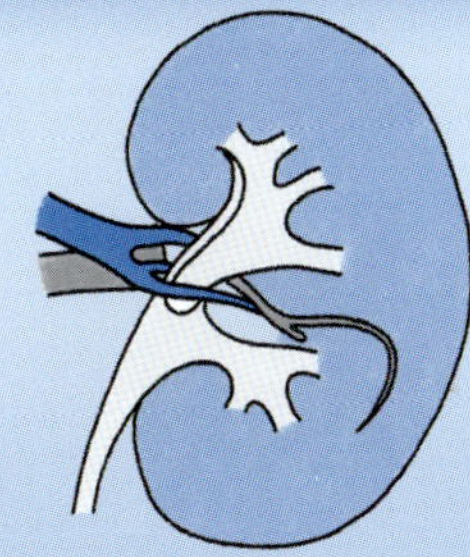

신장의 놀라운 작용

Na을 조절하는 요세관의 작용에 신장의 자동조절 능력이 잘 맞물려 있는 것이 신장의 재미있는 점입니다.

앞에서는 원뇨가 만들어진 후의 이야기가 주를 이뤘는데, '원뇨를 어떻게 만들까'라는 점도 매우 흥미롭습니다.

혈압은 변동하지만 GFR은 일정하게 유지됩니다(혈압이 극단적으로 낮아지면 GFR이 떨어지는데 혈압이 100–200 mmHg일 때도 GFR이 거의 일정하게 유지된다는 것이 신장의 대단한 점입니다). 이 항상성 유지를 위해 바로 사구체옆장치(juxtaglomerular apparatus, JGA)가 주요한 역할을 합니다. JGA는 사구체의 뿌리 부분에 있습니다[들세동맥과 날세동맥에 붙어 있는 것이 특이합니다(그림 11)]. 대략적으로 말해 GFR을 올리려면 들세동맥을 열거나 날세동맥을 좁힙니다(그림 12).

먼저 들세동맥입니다. 혈압이 높아지면(유입되는 시간당 혈액=Na이 많아지면) 들세동맥을 수축시켜 사구체의 압력을 낮춥니다. 반대로 혈압이 낮아지면 들세동맥을 넓혀 사구체의 압력을 올립니다. 이것이 근원 반응입니다(알기 쉬운 동영상이 YouTube에 있습니다. 'Myogenic reflex'로 검색해 보세요).

그러나 이것만으로 조정하는 것은 아닙니다. 여과된 원뇨의 Cl^-는 근위세관 ⇒ 헨레고리 ⇒ 원위세관을 통해 JGA에 도달합니다('왜 Na을 감지하지 않고 Cl^-인가?' 라는 이

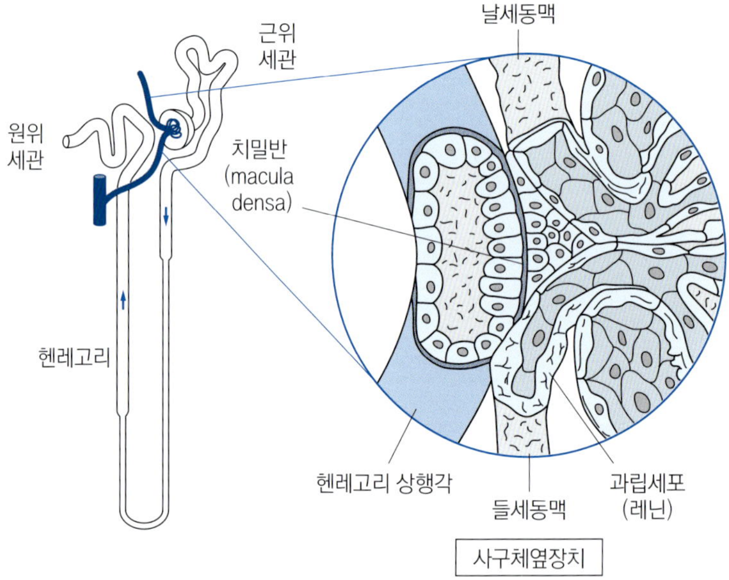

그림 11 사구체옆장치(JGA)

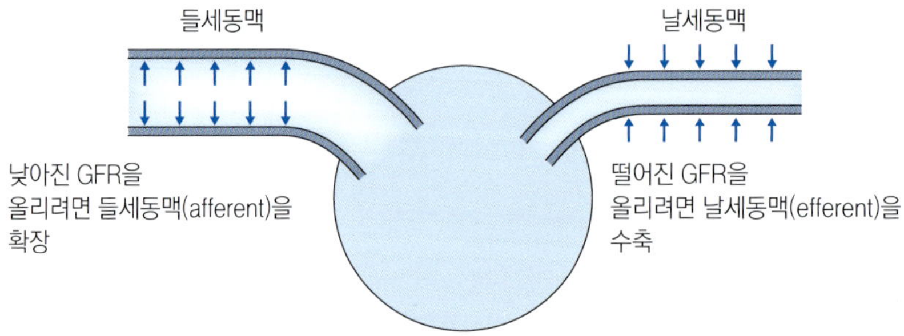

그림 12 JGA의 활동

야기는 상당히 어렵지만, NKCC2는 Na에 대한 친화성이 높고, Na이 조금만 있으면 포화되는 반면, Cl^-에 대한 친화력은 낮으므로 Cl^- 농도가 높아지면 수송체의 활성이 상승하기 때문에 Cl^-가 재흡수를 결정합니다. 간단히 말해 NKCC2는 Na, K, Cl 2개가 붙어 있어야만 수송체가 움직이므로 친화성이 가장 낮은 Cl^-가 한계점입니다. '여러분이 준비된 후 자리로 안내'라는 느낌입니다. 즉 Na, K, Cl, Cl이 모두 한곳에 모여야만 작동하므로 가장 느린 Cl^-가 결정합니다).

JGA는 원위세관에서 소변의 Cl^- 농도에 반응합니다. Cl^- 농도가 낮아지면 들세동맥을 확장하여 GFR을 높이고, Cl^- 농도가 높아지면 들세동맥을 수축시켜 GFR을 낮추어 줍니다. GFR을 일정하게 유지하려는 작용을 요세관사구체되먹임(tubuloglomerular feedback, TGF)이라고 합니다(그림 13) (이 또한 YouTube에 좋은 강의가 있습니다. 동영상 학습이 이해를 위해 더 좋다면 추천합니다).

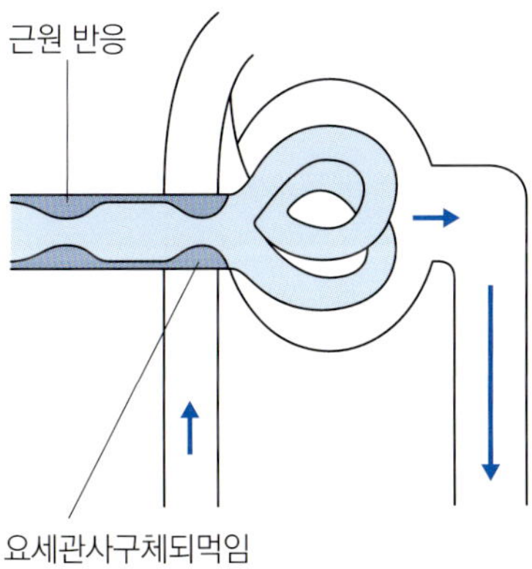

그림 13 요세관사구체되먹임(tubuloglomerular feedback, TGF)

근원반응, TGF는 초에서 분 단위로 작용하여 GFR을 유지하는데, JGA의 기능은 이뿐만이 아닙니다. 만성적인 Na의 변화에도 관여합니다.

또한, JGA는 Na이 저하하면 레닌을 분비합니다(반대로 Na이 높아지면 레닌의 분비는 감소합니다. 따라서 고염식을 먹는 경우에는 레닌의 분비가 억제됩니다).

그림 14처럼 레닌은 안지오텐시노젠을 안지오텐신I으로 변환합니다. 안지오텐신I은 안지오텐신I 변환효소에 의해 안지오텐신II (AII)가 되고 AII는 알도스테론을 분비시킵니다(AII 자체도 혈관을 수축시킵니다).

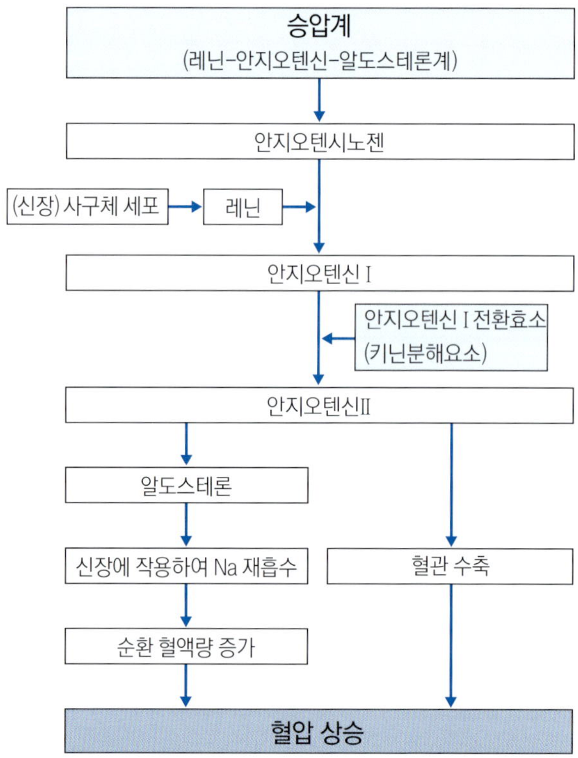

그림 14 레닌-안지오텐신-알도스테론의 작용

또한, 알도스테론의 작용으로 하류 집합관에서 Na을 재흡수하여 체액량을 늘립니다(159쪽 그림 8 참조). 이 적응은 며칠 내로 일어난다고 생각됩니다. 입원하여 저염식을 먹기 시작한 환자의 혈압이 서서히 떨어지지만 계속 떨어지지는 않는데, 이는 처음에 음의 균형을 이루던 Na이 서서히 평형 상태에 도달하는 것을 보고 있는 것입니다(AII는 날세동맥을 강하게 수축시켜 GFR을 유지하고, 이것이 Na 재흡수에 한몫하고 있는데, 혼란스러울 것 같아서 생략합니다).

저는 학창시절 이토 사다요시 교수님으로부터 위의 내용을 배우고 '신장은 참 재미있구나'라고 감탄한 적이 있습니다. 벌써 20년 전의 일이네요.

물론 여기서 말한 내용은 기본 중의 기본입니다. 실제로는 교감신경과 프로스타글란딘, 다른 생리활성물질이 복잡하게 얽혀서 미세조절하고 있습니다. 또한 최근에는 집합관에 의한 되먹임 등도 보고되었습니다(connecting tubuleglomerular feedback, CTGF). 보고를 한 연구실에는 이토 교수가 파견근무하고 있었습니다. 사반세기 이상 연구를 진행하고 있다니, 정말 멋진 일입니다.

이 책의 앞부분(34쪽)에서 'ECF가 정상범위 이상으로 높아서 고혈압이……'라고 썼습니다. 이것은 위의 조절기전에서 체액량이 조금 더 많아졌다고 생각하면 됩니다(혈압에 관여하는 체액량 측면에서).

생물이 탈수나 실혈에 대응하기 위해 수만 년에 걸쳐 진화했고(또는 뭍에 올라가기 위해 진화했다), Na 재흡수의 구조가 Na을 몸에 축적함으로써 고혈압을 일으키고, 또 수명이 늘어났기 때문에 고혈압성 장기 병변을 일으킨다는 것은 참으로 아이러니한 일입니다.

임상적으로 중요한 점이 하나 있습니다. 2장에서 생리식염수와 5% 포도당액으로 수액요법을 처방하는 훈련을 했는데, 실제 임상에서는 링거액 등이 권장됩니다. 그 이유는 생리식염수가 Cl 부하 때문에 대사산증을 일으키기 때문이라고 했는데 거기에 더해 생리식염수가 링거액에 비해 AKI를 증가시킨다고 알려져 있기 때문입니다. 유명한 SMART

연구[1)]나 SALT-ED[2)] 연구에서도 같은 경향이었습니다. 왜 생리식염수가 AKI를 일으키는가 하는 점은 논란이 있지만, 위에 기술한 TGF 되먹임으로 Cl가 원위세관에 도달함으로써 들세동맥의 수축을 일으키기 때문이라는 설도 있습니다. 생리식염수에서의 수액요법은 이미지 훈련이나 탁상 훈련으로 하고, 실제로는 링거액을 사용하는 것이 좋다고 생각합니다.

참고문헌

1) Semler MW, Self WH, Wanderer JP, et al. Balanced crystalloids versus saline in critically ill adults. N Engl J Med. 2018; 378: 829-39.
2) Self WH, Semler MW, Wanderer JP, et al. Balanced crystalloids versus saline in noncritically ill adults. N Engl J Med. 2018; 378: 819-28.

4 Strain vessel 이론

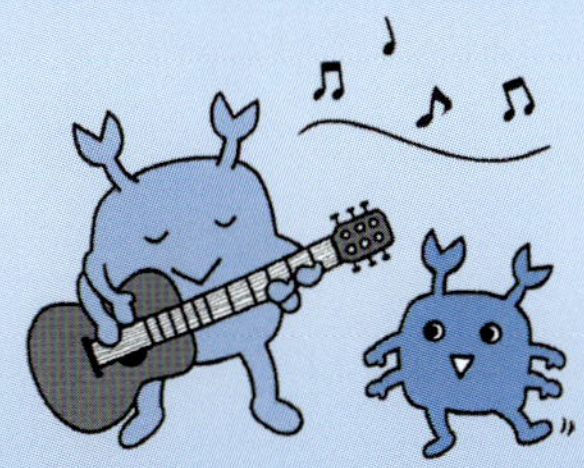

교수님과의 작업

여기서부터는 더욱 심화합니다.

소변 농축에 관련된 신장단위는 전체의 10% 정도로 알려져 있습니다(그림 15).

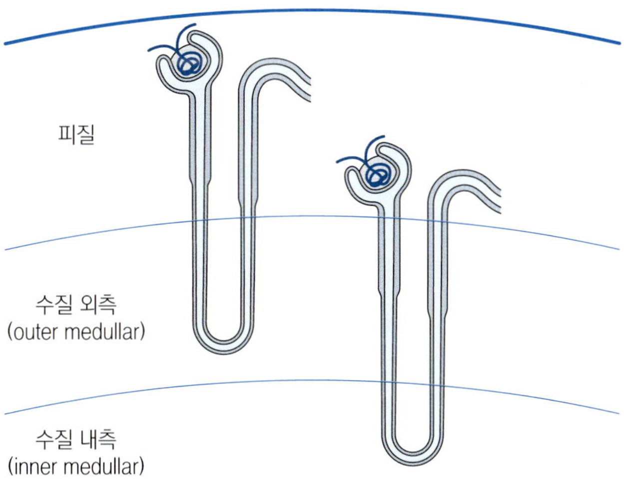

그림 15 피질 표층 신장단위(신원)와 수질옆신장단위(juxtamedullary nephron)

피질 표층에 있는 신장단위의 헨레고리는 수질 외측 정도까지인 것에 비해, 수질 옆에 있는 신장단위의 헨레고리는 수질 내측까지이며, 이들 신장단위가 소변 농축에 관여한다.

전체의 90%를 차지하는 피질 표층의 신장단위의 헨레고리는 수질 외측(outer medulla, OM)까지, 10% 정도밖에 되지 않는 수질옆신장단위(juxtamedullary nephron)의 헨레고리는 신장의 수질 내측(inner medulla, IM)까지 뻗어 있습니다. 이 수질옆신장단위가 소변 농축에 큰 역할을 합니다.

수질옆신장단위는 그림 16 처럼 굵은 혈관에서 가는 혈관이 갑자기 분지하고 있어 높은 압력 차이를 받아들입니다. 앞에서 설명한 근원반응 등으로 대처할 수 있는 동안은 유지되지만, 당뇨병 등에 의한 장애나 노화에 의한 장애로 높은 압력차를 완충할 수 없게 되면 사구체에 높은 압력이 가해져 손상된다는 것이 'Strain vessel 이론'입니다.[1)]

이렇게 굵은 혈관에서 가는 혈관이 갑자기 분지하는 해부학적 특징을 가진 혈관으로는 관상동맥, 뇌의 관통지, 안동맥 등이 있습니다. 알부민뇨가 나오는 상태는 이처럼 혈관이 손상되었다는 증거로 파악되기 때문에 심혈관질환(CVD)의 위험요인이 될 수 있습니다.

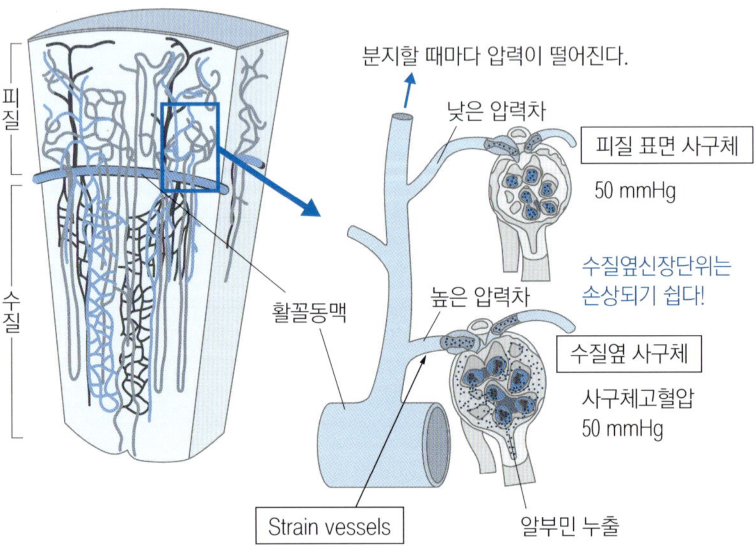

그림 16 Strain vessel 이론

제가 대학원생 시절 수행한 연구에서는 이 이론의 동물모형을 새롭게 만들어 알부민뇨가 나오는 시점에 수질옆신장단위가 피질 표층의 신장단위에 비해 장애가 생긴다는 것을 확인했습니다. 또한 뇌의 관통지 영역의 동맥경화성 병변이 나타나고 있으며, 이는 감압으로 개선된다는 것이었습니다.[2)]

노인에게서 '소변의 농축력이 떨어져 버린다'는 임상상은 혈압이나 당뇨병, 노화로 인해 수질옆신장단위가 장애를 입는다는 것을 보여줍니다.

따라서 먼저 혈압을 제대로 조절하는 것이 매우 중요합니다. 140/90 mmHg 이하로 유지하는 건 모든 사람에게 해당됩니다.

참고문헌

1) Ito S, Nagasawa T, Abe M, et al. Strain vessel hypothesis: a viewpoint for linkage of albuminuria and cerebro-cardiovascular risk. Hypertens Res. 2009; 32: 115-21.
2) Nagasawa T, Mori T, Ohsaki Y, et al. Albuminuria indicates the pressure-associated injury of juxtamedullary nephrons and cerebral Strain vessels in spontaneously hypertensive stroke-prone rats. Hypertens Res. 2012; 35: 1024-31.

5

핍뇨의 관리

비전문가가 특히 알아두면 좋은 것들

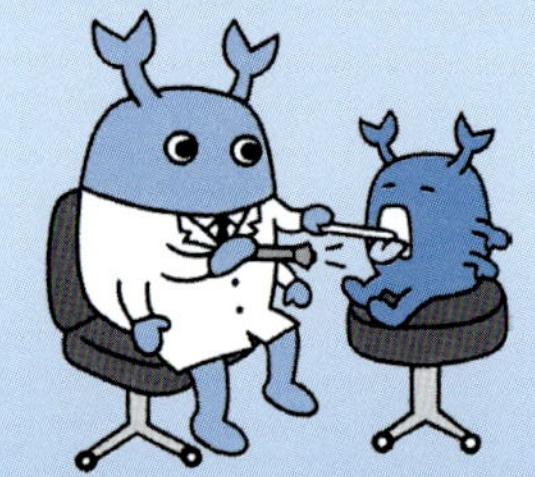

다뇨 치료와 별 상관이 없지만, 실제로 상담을 많이 받는 것은 핍뇨입니다.

핍뇨(Oliguria) : 1일 400-500 mL 이하

무뇨(Anuria) : 1일 50-100 mL 이하

'사람은 최소 1일 600 mOsm의 용질을 배설해야 한다'라는 점에서 최대 농축력이 1,400 mOsm/kg이라면 600/1,400≒0.4 L의 소변이 필요하다는 근거가 있습니다. 앞 항목에서 '노인은 소변의 농축력이 떨어지고 있다'고 설명했지만, 위와 같이 소변이 최대 농축되지 않을 때는 600 mL/일이라도 핍뇨로 파악할 필요가 있을 때가 있습니다.

자, 핍뇨에서 가장 먼저 해야 할 일은 요로폐색 여부의 확인입니다. 요로폐색은 요도 도관의 폐색에서도 일어나고 방광 내 혈종에 의한 통로 장애에서도 발생할 수 있습니다. 초음파검사를 통해 수신증 여부를 확인해 봅시다. 만성적으로 수신증이 있는 경우 판단이 어려우나, 이 경우 비뇨기과에 자문하여 요로의 통과 장애 유무를 확인하고, 걱정할 필요 없는 경우 다음 단계로 진행합니다.

동시에 진행해야 할 것은 신장전(prerenal)의 제외입니다. 쇼크 등으로 혈압이 낮은

경우에는 소변을 만들 수 없으므로 생체징후를 회복시키면서 생체징후가 나빠진 원인을 조사하여 대응하는 것이 중요합니다. 모든 것이 신장전이라고 할 수 없지만, '급성신장애 진료 진료 가이드라인 2016'에는 패혈증이 AKI (acute kidney injury : 급성콩팥손상)를 일으키기 쉽다고 명시되어 있습니다. 패혈증에 대한 완벽한 치료가 모든 의사에게 요구되는 것은 아니지만, 개념이나 초기 치료 등을 파악하기 위해 '패혈증 진료 가이드라인'을 읽어볼 필요가 있습니다.

이 두 가지가 제외되면 그다음에는 신장내과를 찾아야 합니다. 입원 중 핍뇨로 되는 경우는 대체로 AKI이기 때문에 설명해 둡니다. AKI는 주로 'RIFLE 기준', 'AKIN 기준', 'KDIGO 진료 가이드라인에 의한 AKI 진단 기준과 병기 분류' 등 3가지가 있으며, 모두 장단점이 있습니다. 지면 관계상 여기서는 이러한 진단 기준은 생략하니, 『AKI 진료 가이드라인 2016』[1] 등을 참고하시기를 바랍니다.

앞서 패혈증은 AKI를 일으키기 쉽다고 했지만, 최근 많이 발생하는 경우로 항암제 사용에 따른 AKI입니다. 특히 시스플라틴은 AKI를 일으키는 경우가 많으므로 사용 시 신기능 모니터링을 잊지 말아야 합니다. 그리고 'RAA계 억제제+탈수', '탈수+NSAID' 등도 문제가 되기 쉽습니다. 조영제도 드물게 AKI를 유발합니다.

시대가 시대인 만큼 각 과 모두 위에 기술한 사항에 대해 각별한 주의와 예방책을 취하고 있다고 생각하지만, 그렇다고 해도 확률적으로 일어날 수 있는 일들입니다.

내과 의사가 기억해 주었으면 하는 것은 다음 두 가지입니다.

- AKI의 예방 및 치료 목적으로 저용량 도파민을 사용하는 것을 **권장하지 않는다**(추천 강도 등급 1, 근거의 질 등급 A).
- AKI의 예방을 목적으로 고리작용이뇨제를 투여하지 않는 것을 권장한다. 또한 체액 과잉을 보정하는 목적으로의 사용을 제외하고 AKI의 치료로서 고리작용이뇨제를 투여하지 말 것을 제안한다(예방: 추천 강도 등급 1, 근거의 질 등급 B, 치료: 추천 강도 등급 2, 근거의 질 등급: C).

역자 주: 한국형 패혈증 진료지침서 개발 추진 중임.

고리작용이뇨제의 사용법은 2장-11에서 기술했습니다만, 아무쪼록 AKI의 예방이나 치료에 사용하는 일은 없도록 해 주세요(체액량 과잉에 대해서는 사용할 가능성 있음).

어느 과에서나 사용할 가능성이 높은 조영제에 의한 신장애(contrast induced nephropathy, CIN)의 근거에 대해서도 언급하겠습니다(신장애 환자의 요오드 조영제 사용에 관한 가이드라인 2018).

- CIN 위험이 높은 CKD 환자에서 CIN을 예방하기 위해 조영제 검사 전후에 식염수를 정맥으로 투여하는 것을 권장한다. (근거수준 II, 권고등급 A)
- CIN 예방 효과는 저장성 수액 0.45% 생리식염수보다 등장성 수액인 0.9% 식염수(생리식염수)가 우수하므로 등장성 수액 사용을 권장한다. (근거수준 II, 권고등급 A)

한때 탄산수소나트륨의 수액요법이 CIN을 예방할 것을 기대했으나, 유의미한 차이가 없는 것으로 나타났습니다. 교토대학병원에서 발생한 안타까운 오투약 사고도 있었기 때문에 사고 예방 관점에서도 탄산수소나트륨을 CIN에 예방적으로 투여해서는 안 될 것입니다.

여기서 말하는 'CKD 환자'는 다음과 같습니다.

조영증강 CT 등의 정맥주사로 조영 ········· eGFR<30 mL/min/1.73 m^2

집중치료실이나 중증 응급외래 환자 ········· eGFR<45 mL/min/1.73 m^2

관상동맥 조영 등의 침습적 조영 ············· eGFR<60 mL/min/1.73 m^2

CIN의 예방도 중요하지만, 조영제는 일정한 확률로 급성중증과민반응을 일으키기 때문에 그 대비도 충분히 해야 합니다. 알고리즘을 그림 17에 표시합니다. 개인별 준비, 부서별 준비, 병원 차원의 준비가 중요합니다. 모든 사람이 BLS를, 그리고 모든 의료 종사자가 ACLS를 할 수 있게 합시다.

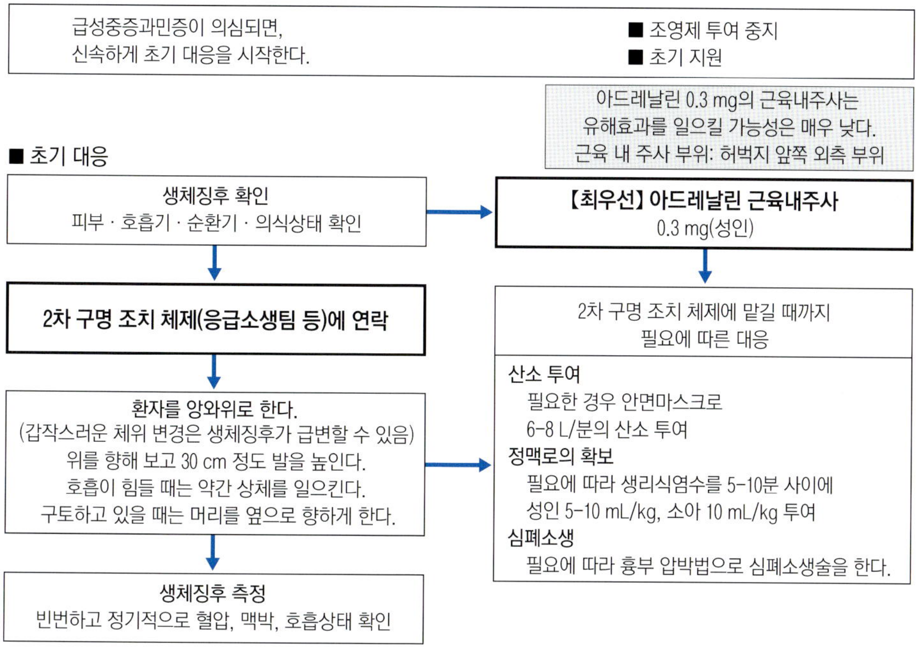

그림 17 급성중증과민증의 초기 대응
(일반사단법인 일본의료안전조사기구 · 의료사고 재발방지 위한 제언 3호 '2018년 1월'에서 발췌 작성)

참고문헌

1) AKI(急性腎障害) 診療ガイドライン2016. 日腎会誌. 2017; 59: 419-533.

6

민감도 · 특이도 1

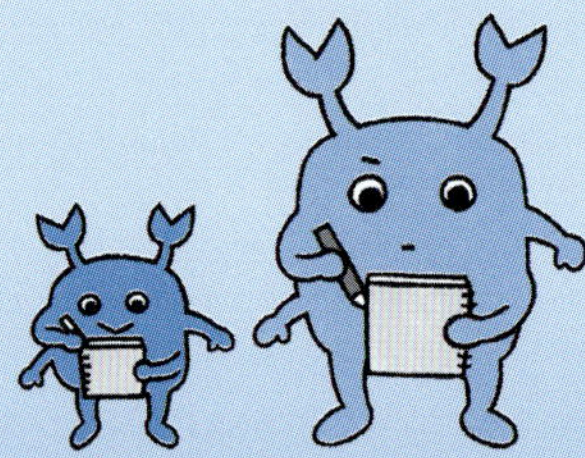

임상의 여러분이 알아두면 좋은 것 1

이 책의 마지막 지점에서는 '민감도 · 특이도'에 관해 설명해 보겠습니다. 어려워하는 사람이 많죠?

일반 임상에서 환자가 자신이 ○○병에 걸렸다고 분명하게 인지하고 의사를 찾아오는 경우는 거의 없습니다(대형병원에 의뢰서를 가지고 오는 경우는 예외). 기본적으로 '열이 난다', '몸이 나른하다', '기침이 난다' 등의 증상으로 진찰을 받습니다. 그중에서 '기침이 난다면 폐렴일까?(위장염이라고는 생각하지 않죠?)', '청진해 보니 수포음이 들렸기 때문에 가슴 사진을 찍고…….'라는 알고리즘으로 진료를 진행하는 것입니다. 이때 민감도 · 특이도를 숙지하고 있으면 진료가 능숙해집니다.

일단은 말의 정의부터.

민감도 ……… 실제로 그 병을 앓고 있는 사람 중 검사에서 양성이 된 사람의 비율

특이도 ……… 그 병에 걸리지 않은 사람 중 검사에서 음성이 된 사람의 비율

그림 18의 '2× 2표'로 말하면 민감도는 a/(a+c), 특이도는 d/(b+d)군요.

		질환 유	질환 무
검사	양성	a	b
	음성	c	d

그림 18 2×2표

질환을 찾기 위해서는 질환이 있는 a+c를 봐야 합니다. 그중에서 검사가 양성인 a의 비율이 높은 검사를 하는 것이 좋습니다. 여기까지는 이해하시나요? 민감도가 낮은 검사는 질병이 있어도 검사 양성인 a가 낮으므로 검사가 음성이라도 질병이 있는지를 판단할 수 없게 됩니다. 따라서 민감도가 높은 검사는 선별검사에 사용됩니다.

특이도가 높다는 것은 '검사가 음성이면 질환이 없다'는 것이기 때문에 질환이 없는 b+d를 봐야 합니다. 그중에서 검사가 음성인 d의 비율이 높은 검사를 하는 것이 좋지요. 특이도가 높으면 '질환이 없는 가운데 검사가 음성'이라고 할 수 있으므로 특이도가 높은 검사에서 음성이라면 질환의 걱정은 적다는 것이 됩니다.

민감도 · 특이도는 실제로는 어떻게 사용될까요?

예를 들어 악성종양의 경우 방치하면 진행되기 때문에 질병을 잡아내고 싶은 것입니다. 그러기 위해서는 민감한 검사를 할 필요가 있습니다.

한편, 확정진단에는 특이도가 중요합니다. 우리 분야에서는 일차성의 막신병증(membranous nephropathy)으로 PLA2R의 특이도가 99%라는 보고가 있었습니다.[1] 이는 막신병증이 아닌 사람(b+d)이 100명이 있다면 99명이 음성(d)이라는 뜻이므로 PLA2R이 양성일 경우에는 막신병증이 있을 가능성이 높다는 의미입니다.

또한, 이전에는 HIV 감염에 대해 항체 검사로 선별하고 웨스턴 블롯으로 확정진단하는 경우가 많았는데, 이 부분은 USMLE에서 자주 출제되는 부분이었습니다. HIV 감염은 민감도가 높은 검사법으로 잡아내지만, 다른 질환이나 오염으로 인해 위양성이 나오는 사람이 일정 부분 발생합니다. 따라서 '민감도가 높은 검사로 선별해도 확진은 아니다'라고 안심시키는 것이 필요하고, 이후 특이도가 높은 검사에서 양성이면 HIV 감염증으로 다음 단계로 넘어가야 한다고 배웠습니다. 현재 HIV 신속진단키트의 민감도는 100%, 특이도는 99.3%라고 하니[2] 이전의 상식은 통용되지 않을 수 있지만, 민감도 · 특이도가 무엇인지 파악하기 위해 먼저 이 부분을 확실히 이해해 둡시다.

참고문헌

1) Du Y, Li J, He F, et al. The diagnosis accuracy of PLA2R-AB in the diagnosis of idiopathic membranous nephropathy: A meta-analysis. PLoS One. 2014; 9: e104936.
2) 中桐逸博, 和田秀穂, 徳永博俊, 他. 新たに開発された第 4 世代 HIV 迅速診断試薬の性能評価. 感染症誌. 2015; 89: 733-40.

7

민감도 · 특이도 2

임상의 여러분이 알아두면 좋은 것 2

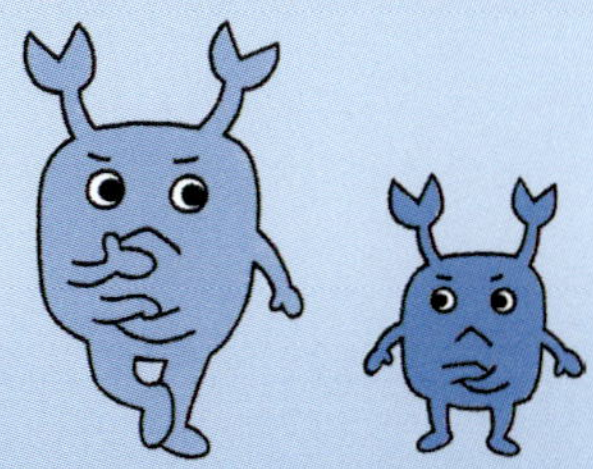

민감도 · 특이도에 대해서 계속해서 배워보겠습니다.

병원에 있으면 잘 느끼지 못할 수도 있지만, 세상에는 '검사치가 정상이고 질병이 없는' 사람이 '질병이 있는 사람이나 검사치 이상이 있는' 사람보다 더 많습니다. 앞에서 소개한 2× 2표는 실제로 표 2 와 같은 느낌이 듭니다. 10만 명 모집단에서 유병률이 1%라고 하면 질병이 없는 사람이 99,000명, 질병이 있는 사람이 1,000명입니다.

이야기를 알기 쉽게 하기 위해서 그림에서는 민감도 · 특이도 모두 99%로 해보았지만, 현실은 민감도 · 특이도가 모두 이렇게 높은 검사는 드물고 검사에는 기술적인 오류 등도 포함됩니다(제대로 된 검사 소견이 나오는지, 검체의 질 등). 저는 실제로 민감도 · 특이도는 80%라도 있으면 좋을까, 라고 생각하며 진료하고 있습니다.

표 2 유병률 1%인 경우

	질환 있음	질환 없음	
검사 양성	990	990	1,980
검사 음성	10	98,010	98,020
	1,000	99,000	100,000

또 한 가지 중요한 것이 있습니다. 그것은 검사 전 확률의 문제입니다. 유명한 베이츠의 식은 알고 있을까요?

양성우도비(positive likelihood ratio: +LR) = 민감도 / (1 - 특이도)
음성우도비(negative likelihood ratio: −LR) = (1 - 민감도)/특이도

그림 19 를 보세요. 계산도표(nomogram)의 왼쪽 검사 전 확률에서 가운데 양성우도비 또는 음성우도비에 직선을 그었을 때 오른쪽에 검사 후 확률이 나타납니다. 몇 번 해보면 알겠지만, 검사 전 확률이 낮은 상태에서 아무리 양성우도비가 높은 검사를 해도 검사 후 확률은 크게 올라가지 않습니다(음성우도비에서도 마찬가지로 검사 전 확률이 낮은 경우에는 진단을 부정하는 근거가 되지 않습니다).

검사 전 확률이 10%인 경우 표 3 과 0.1%의 경우 표 4 를 생각해 봅시다. +LR이 10

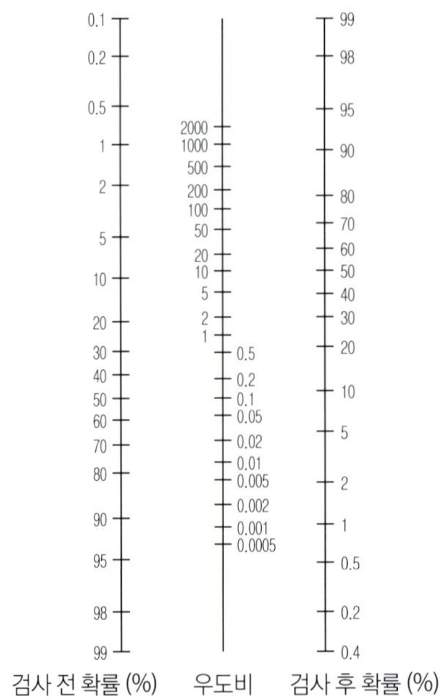

그림 19 베이츠 계산도표

의 검사가 있었다고 하여 계산도표에 선을 긋는다면 검사 전 확률 10%에서는 검사 후 확률 55%입니다만(그림 20), 검사 전 확률 0.1%에서는 검사 후 확률 1%밖에 되지 않습니다(그림 21).

표 3 검사 전 확률 10%일 경우

	질환 있음	질환 없음	
검사 양성	9,00	900	10,800
검사 음성	100	89,100	89,200
	10,000	90,000	100,000

표 4 검사 전 확률 0.1%의 경우

	질환 있음	질환 없음	
검사 양성	99	999	1,098
검사 음성	1	98,901	98,902
	100	99,900	100,000

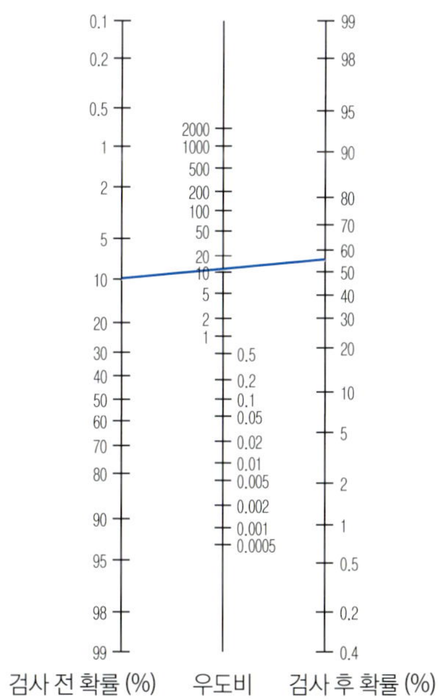

그림 20 검사 전 확률 10%의 경우

이처럼 검사의 특색을 아무리 잘 알고 있어도 검사 전 확률이 낮은 경우에는 확정진단에 접근하지 못합니다. 감각 있는 의사는 지금까지의 경험 등을 통해 '이건 심부전일까, 이건 폐렴일까'라고 생각해 그 후의 검사를 조립해 심부전을 진단하고, 폐렴을 진단하는 것입니다. 제 개인적인 생각이지만, 뛰어난 임상의는 대체로 이 검사 전 확률이 높은 것 같습니다.

간단히 말해, 환자를 진료할 때 '심부전이라고 생각하고 심부전 검사만 하고 있어도 폐렴 진단에는 접근하지 않는다'. 반대로 '폐렴이라고 생각하고 폐렴 검사만 하고 있어도 심부전 진단에 접근하지 않는다'는 것입니다. 이것이 극단적으로 되면 문제도 생깁니다. 'BNP가 높으니 심부전이다(낮으니 심부전이 아니다)', 'CRP가 높으니 폐렴이다(CRP 음성이니 폐렴이 아니다)', '프로칼시토닌이……'라는 식으로 부정확한 진단을 하기 쉽습니다. 임상의라면 이 부분을 파악하는 것이 매우 중요합니다.

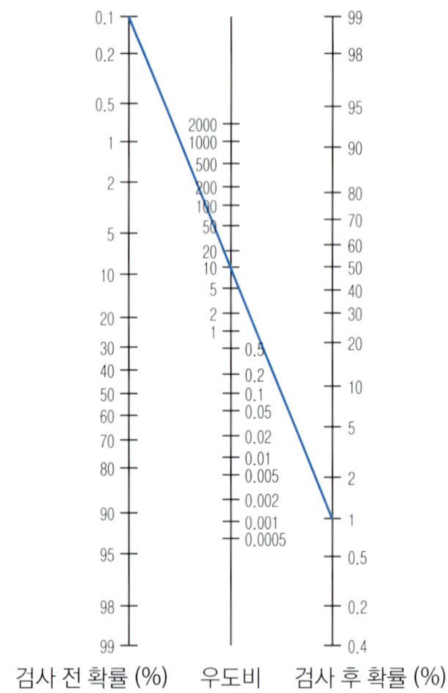

그림 21 검사 전 확률 0.1%의 경우

그러기 위해서는 가이드라인뿐 아니라 교과서를 한 번쯤 통독해 병태를 이해하는 것이 중요합니다. 『해리슨 내과학』이나 UpToDate를 추천합니다. 가능하면 원문으로 읽는 것이 좋습니다. 영어는 구문이 모호하지 않기 때문에 명확하게 이해할 수 있습니다. 검사 소견을 제대로 파악할 수 있도록 하기 위해서는 『Bates' Guide to Physical Examination and History Taking』을 권할 만합니다.

뉴스에서 '냄새로 암을 발견했다', '혈액 한 방울로 암을 발견했다'(liquid biopsy라고 하는 것 같습니다)는 이야기는 민감도 · 특이도를 의식하는 것으로 어느 정도 도움이 되는지 알 수 있습니다. 아마 기존 검사에서 악성종양이 확정진단된 것을 모집단으로 하고 있다고 생각합니다만…… 그렇게 하면 민감도가 높다는 것일까요.

색인

쉽게 풀어쓴 수분과 전해질

2024년 8월 12일 인쇄
2024년 8월 27일 발행

저자 | Tasuku Nagasawa
역자 | 김진국

임프린트 | 도서출판 대한의학
발행인 | 신은주
책임편집 | 황인애
출판등록 | 2003년 9월 27일 제 25100-2014-000011호
발행처 | ㈜에스앤씨퍼블리싱
주소 | 서울특별시 구로구 디지털로 288 대륭포스트타워1차 1209호
전화 | (02)921-0653
e-mail | medbook2000@daum.net
홈페이지 | www.dhmbook.co.kr
www.medbook.co.kr

정가 | 30,000원
ISBN | 979-11-5590-281-3 93510

KANIDEMOWAKARUMIZU · DENKAISHITSU
by Tasuku Nagasawa
Copyright ⓒ Tasuku Nagasawa, 2020
All rights reserved.
Original Japanese edition published by Chugai-Igakusha.
This Korean language edition published by arrangement with Chugai- Igakusha, Tokyo in care of Tuttle-Mori Agency, Inc., Tokyo through A.F.C. Literary Agency, Gyeonggi-do.

이 책의 한국어판 저작권은 A.F.C. Literary Agency를 통해 일본 저작권자와 독점 계약한 (주)에스앤씨퍼블리싱에 있습니다. 저작권법에 의해 한국 내에서 보호를 받는 저작물이므로 무단전재나 복제, 광전자 매체 수록 등을 금합니다.

인쇄나 제본 과정에서 잘못된 책은 바꾸어 드립니다.